Stopfkuchen

Notfälle im Kindesalter

Notfälle im Kindesalter

Außerklinische Erstversorgungsmaßnahmen

Professor Dr. Herwig Stopfkuchen
Klinikum der Johannes-Gutenberg-Universität, Mainz

3. überarbeitete und erweiterte Auflage

mit 15 Abbildungen und 9 Tabellen

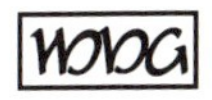

Wissenschaftliche Verlagsgesellschaft mbH Stuttgart 1998

Anschrift des Verfassers:

Professor Dr. med. Herwig Stopfkuchen
Klinikum der Johannes-Gutenberg-Universität
Kinderklinik und Kinder-Poliklinik
Langenbeckstraße 1
55131 Mainz

Autor und Verlag danken der American Medical Association für die Abdruckgenehmigung der Abbildungen 1 bis 3, 5 bis 11, 13 und 14 aus JAMA 255, No. 21, p. 2905 ff., June 6 (1986); Copyright 1986, American Medical Association.

Die Deutsche Bibliothek – CIP-Einheitsaufnahme

Stopfkuchen, Herwig:
Notfälle im Kindesalter: außerklinische Erstversorgungsmaßnahmen; mit 9 Tabellen / Herwig Stopfkuchen. – 3., überarb. und erw. Aufl. – Stuttgart: Wiss. Verl.-Ges., 1998
ISBN 3-8047-1552-4

Printed in Germany
Satz und Druck: Druckerei Schäuble, 70195 Stuttgart (Botnang)
Umschlaggestaltung: Atelier Schäfer, Esslingen

Meiner Frau Christine
sowie meinen Kindern
Christian, Henrike und Frederik
gewidmet

Vorwort

Einen Notfall kann man als eine akut auftretende Erkrankung definieren, die bei nicht sofort einsetzender adäquater Therapie zum Tode oder zu bleibenden Schäden führt oder zumindest einen erheblich verzögerten Heilungsverlauf nimmt.
Dabei sind in bezug auf das Kindesalter einige besondere Gesichtspunkte zu berücksichtigen. Einerseits verfügen Kinder über größere Möglichkeiten zur raschen und vollständigen Wiederherstellung ihrer vormaligen physisch-psychischen Integrität. Andererseits erwachsen aus den besonders engen emotionalen Bindungen zwischen Kindern und ihrer nächsten Umgebung sowie aus ihrer potentiell langen Lebenserwartung ganz besondere Verantwortlichkeiten.
Aus alledem ergibt sich konsequenterweise, daß gerade an die Versorgung von Notfällen im Kindesalter höchste Qualitätsansprüche zu stellen sind. Diese so besonders verantwortliche ärztliche Tätigkeit beginnt außerklinisch und liegt da in den Händen von Kinderärzten, praktischen Ärzten, Allgemeinärzten, Ärzten im Bereitschaftsdienst und Notärzten.
Zwar zeichnet sich dieses präklinische Versorgungssystem einschließlich eines flächendeckenden Transportsystems in der Bundesrepublik Deutschland grundsätzlich durch ein hohes Leistungsniveau aus, aber gerade bei der Erstversorgung von Kindern sind immer noch gewisse Mängel unübersehbar.
Die Ursachen hierfür sind vielfältiger Natur. So sieht der Ausbildungsgang des angehenden Mediziners nur noch punktuelle Berührungen mit dem Fach Pädiatrie vor. Selbst im Rahmen der Facharztweiterbildung haben angehende Kinder-

ärzte aufgrund der herkömmlichen Strukturen der meisten Kinderkliniken oft kaum Gelegenheit, das gesamte Spektrum der Notfälle im Kindesalter kennenzulernen. Notfälle im Kindesalter sind zwar in absoluten Zahlen ausgedrückt erfreulicherweise selten, dafür aber um so vielfältiger, was für das persönliche „Erfahrung Sammeln“ äußerst hinderlich ist.
Ziel dieses Buches ist es deshalb, allen den Kolleginnen und Kollegen, die mit der Erstversorgung von traumatisierten oder akut vital erkrankten Kindern konfrontiert werden können, einen praktischen Leitfaden für ihr ärztliches Handeln in diesen Situationen an die Hand zu geben.
Dies trägt auch der Erfahrung und Überzeugung des Autors nach mehr als 20jähriger Tätigkeit in der pädiatrischen Intensivmedizin Rechnung, daß bei dem heutigen hohen Stand der interdisziplinären Intensivmedizin Ergebnisverbesserungen bei der Versorgung akuter Notfälle vorrangig durch eine Qualitätsverbesserung im Bereich der präklinischen Notfallversorgung zu erzielen sind.
Auch wenn vor dem Hintergrund der bereits erwähnten Vielfalt an Notfällen im Kindesalter nicht alle Eventualitäten berücksichtigt wurden, so umfaßt das Dargebotene doch das gesamte Spektrum der *praktisch relevanten* Notfälle. Die – der realen Situation angepaßt – möglichst prägnant gehaltenen Empfehlungen stellen notwendigerweise häufig Kompromisse dar, die aber letztlich immer auf den Erfahrungen vieler in der Notfallmedizin Tätiger beruhen.
Aus pragmatischen Gründen wurde dabei auf die Darstellung der für die einzelnen Notfallsituationen typischen pathophysiologischen Veränderungen verzichtet. Diesbezüglich wird der interessierte Leser aber auf eine umfangreiche, aktuelle weiterführende Literatur verwiesen.
Der Wissenschaftlichen Verlagsgesellschaft habe ich für die vertrauensvolle Zusammenarbeit zu danken.

Ich hoffe, daß die jetzt vorliegende, wiederum erweiterte und überarbeitete 3. Auflage dazu beiträgt, die verantwortungsvolle außerklinische Notfallversorgung bei Kindern weiter zu verbessern.

Mainz im Herbst 1997 Herwig Stopfkuchen

Inhaltsverzeichnis

Teil I Krankheitsbilder

Untersuchung von Kindern in Notfallsituationen

Allgemeine Gesichtspunkte

Auch in lebensbedrohenden Situationen oder beim Vorliegen bedrohlicher Krankheitsbilder müssen und können die emotionalen Bedürfnisse der betroffenen Kinder und der oft verängstigten, hilflosen und oft mit Schuldgefühlen beladenen Eltern/Betreuer berücksichtigt werden, ohne daß dabei die professionelle Patientenversorgung vernachlässigt wird.

Kinder, insbesondere Kleinkinder, haben – sofern sie nicht bewußtlos sind – vor allem Angst!

Ihre tröstende Stütze sind vorrangig die Eltern/Betreuer, und dies sollte und muß man auch in Notfällen situationsgerecht nutzen (z. B. Untersuchung oder auch Transport eines Säuglings im Arm der Mutter).

Um Vertrauen zu gewinnen, muß die ruhige Ansprache eines Kindes einfach und „kindgerecht“ sein. Eltern können dabei gelegentlich als Übersetzer bzw. als Interpreten dienen.

Auch ein Kind darf nie belogen werden! Dies gilt insbesondere für Aussagen über das Auftreten oder Nichtauftreten von Schmerzen im Rahmen einer Untersuchung oder Behandlung. Insbesondere im besonders schwierigen Lebensalter von 1 bis 3 Jahren (Häufigkeitsgipfel für Notfälle im Kindesalter!) kann für eine körperliche Untersuchung eine vorübergehende Fixation des Kindes unumgänglich sein. Diese sollte dann aber so wenig traumatisierend wie möglich gehandhabt werden. Dabei wird man sich allerdings auf das Erheben der wichtigsten Befunde konzentrieren.

Grundsätzlich empfiehlt es sich, bei sehr abwehrenden Kindern erst mit der Untersuchung „peripherer“ Körperteile zu beginnen und sich nach „zentral“ vorzuarbeiten.
Da der Anblick von Blut für viele Kleinkinder überaus beängstigend ist, sollte es möglichst schnell entfernt bzw. verdeckt werden.

Anamneseerhebung/Klinische Untersuchung
Auch und gerade im Rahmen der notfallmäßigen Versorgung eines Kindes kommen der situationsbezogenen Anamneseerhebung und der aufmerksamen klinischen Untersuchung höchste Priorität zu.

- Eine detaillierte Anamneseerhebung ist die meist alles entscheidende Grundlage zur weiteren Betreuung eines Kindes nach einem Ingestionsunfall.
- Bei der obligaten Gesamtkörperinspektion können z. B. Petechien als Hinweis für das Vorliegen einer Meningokokkensepsis, Hautverletzungen als Hinweis für eine Kindesmißhandlung oder Uhrglasnägel als Hinweis für das Vorliegen eines zyanotischen Herzfehlers entdeckt werden.
- Der Auskultationsbefund einer Tachykardie mit einer Frequenz von 220 bis 300/min spricht für das (seltene!) Vorliegen einer paroxysmalen supraventrikulären Tachykardie.
- Die Prüfung des Hautturgors, der Schleimhautfeuchte und die Dauer der Rekapillarisierung des Fingernagelbetts nach Kompressionsdruckentlastung hilft bei der Schweregradeinteilung einer Dehydratation.

Schätzen von Lebensalter und Körpergewicht
Bei der notfallmäßigen Versorgung von Kindern kann es gelegentlich notwendig sein, wichtige Kenngrößen der Kinder wie Lebensalter und Körpergewicht abzuschätzen.
Das Beachten folgender Anhaltspunkte kann gelegentlich beim Schätzen des Lebensalters hilfreich sein:

Erster Zahn	6 bis 8 Monate
Verschluß der großen Fontanelle	12 bis 18 Monate
Ablegen der Windeln	4 Jahre
Erlernen des Fahrradfahrens	5 bis 6 Jahre
Erste Lücken im Milchgebiß	6 bis 8 Jahre

Vom geschätzten Lebensalter kann dann mit Hilfe von Anhaltswerten annäherungsweise auf das Körpergewicht der Kinder geschlossen werden:

Neugeborene	3 bis 4 kg
6 Monate	7 kg
1 Jahr	10 kg
2 bis 3 Jahre	12 bis 14 kg
4 bis 5 Jahre	16 bis 18 kg
6 bis 8 Jahre	20 bis 26 kg
8 bis 10 Jahre	26 bis 32 kg
10 bis 14 Jahre	32 bis 50 kg
14 Jahre	>50 kg

Allgemeine Regel für das zu schätzende Körpergewicht:
2mal Lebensalter in Jahren plus 8

Die geschätzten Alters- und Gewichtsangaben müssen oftmals als Grundlage für eine ggf. notwendige Medikamentendosierung oder Infusionstherapie dienen. Darüber hinaus sind sie auch die Bezugsgrößen zur Festlegung von ungefähren Normalwertbereichen für die Vitalparameter Herzfrequenz, Atemfrequenz und Blutdruck (s. S. 167).

Teil I

Krankheitsbilder

1. Affektkrampf

Angst, Wut, Schmerz, Tadel, Schreck oder Sturz können bei Säuglingen und Kleinkindern, meist im Alter von 6 bis 60 Monaten, Schreikrämpfe (Affektkrämpfe) auslösen. Betroffen sind 4 % aller Kinder unter 5 Jahren. Es lassen sich dabei zyanotische, blasse und gemischte Anfallsformen unterscheiden.

Symptome:

Zyanotische Form (Dauer meist 5 bis 30 Sekunden)

- Erregtes, schrilles Schreien
- Aussetzen der Atmung in Exspiration
- Tiefe Zyanose
- Steifmachen
- Gelegentlich kurzer generalisierter, klonischer Krampfanfall
- Gelegentlich Bewußtlosigkeit
- Gelegentlich Bradykardie
- Nach kurzer Zeit Lösen des erhöhten Muskeltonus
- Wiedereinsetzen der Spontanatmung
- Fehlende Folgezustände wie Apathie oder Verwirrtheit
- Gelegentlich stereotype Wiederholungen innerhalb weniger Stunden

Blasse Form (selten, meist nach Sturz)

- Schreiphase kann fehlen
- Atemanhalten

- Bewußtlosigkeit
- Blässe
- Muskelhypotonie
- Tonischer Streckkrampf, Myoklonien
- Bradykardie/Asystolie

Ärztliches Vorgehen

- Beruhigung der Eltern durch gute Aufklärung
- Bei nicht sicher möglicher Abgrenzung gegenüber einem epileptischen Anfall stationäre Einweisung in die Kinderklinik

2. Anaphylaxie/Anaphylaktischer Schock

Unter Anaphylaxie versteht man klinisch eine schwere, akute systemische Reaktion auf ein Allergen, auf das der Patient überempfindlich ist.
Beim anaphylaktischen Schock handelt es sich um ein akutes Kreislaufversagen im Verlauf einer Überempfindlichkeitsreaktion.

Auslösende Ursachen können sein:

- Medikamente (z. B. Penicillin, Analgetika aus der Pyrazolreihe, iodhaltige Kontrastmittel, Allergenextrakte)
- Nahrungsmittel (z. B. Milch, Hühnereiweiß, Fisch, Nüsse, Schokolade)
- Insektengifte (z. B. Bienengift)
- Wiederholte Fremdeiweißinjektionen (z. B. artfremdes Serum, passive Immunisierung)
- Latex

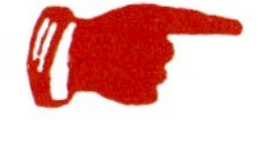

Der endgültige Schweregrad einer anaphylaktischen oder anaphylaktoiden Reaktion ist nie vorhersehbar. Es muß immer mit einer schweren, lebensbedrohenden Verlaufsform gerechnet werden!

Symptome: Das Auftreten der Symptome kann innerhalb von Sekunden bis Minuten (nach einer parenteralen Antigenzufuhr), meist innerhalb

von 20 Minuten, aber auch erst nach einigen Stunden, erfolgen.
Klinische Symptome können sich auf ein Körpersystem beschränken (z. B. Urticaria) oder den ganzen Organismus betreffen (Herz- und Atemstillstand).

Sie sind z.T. abhängig von der Eintrittsstelle des Antigens. So finden sich

- Hautreaktionen: Quaddeln/Flushbildung, Erythem, Juckreiz, periorales Ödem, Angioödem
- Reaktionen an den Augen: Juckreiz, Tränenfluß, Rötung
- Reaktionen im Bereich der Atemwege/ Lunge: Rhinitis, Niesen, Husten, Stridor, Giemen, Tachypnoe, Hypoxämie/Zyanose, Dyspnoe/Atemstillstand
- Zirkulatorische Reaktionen: Hypotonie, Tachykardie, Arrhythmien, Herzstillstand
- Gastrointestinale Reaktionen: Übelkeit, Erbrechen, Diarrhöe, abdominelle Krämpfe
- Zerebrale Reaktionen: Kopfschmerzen, Unruhe, Bewußtseinsverlust, Krämpfe

Ärztliches Vorgehen

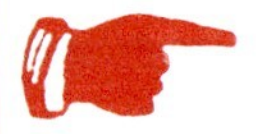

Im Hinblick auf die Prognose ist rasches therapeutisches Handeln entscheidend.

Immer	■ Stopp der Antigenzufuhr: Injektion beenden Evtl. Abbinden einer Extremität oberhalb der Injektionsstelle Evtl. lokale Adrenalininfiltration (0,005 bis 0,01 ml/kg KG einer 1:1000 Lösung in die Stelle der Allergenapplikation) ■ Sicheren venösen Zugang schaffen (großlumige Kanülen) ■ Enge Überwachung der Vitalparameter
1. Stadium	**Hautreaktionen** ■ Antihistaminikum, z. B. Fenistil® 1 ml/10 kg KG langsam (1 ml in 30 Sek.) i.v. (kein Antihistaminikum im Säuglingsalter) ■ Prednison/Prednisolon 2 mg/kg KG i.v. ■ Adrenalin 0,01 bis 0,03 ml/kg KG einer 1:1000 Lösung s.c.
2. Stadium	**Hämodynamische Reaktion** (deutlich, aber nicht lebensbedrohlich, wie Tachykardie/Hypotonie) **Dyspnoe** **Nausea, Erbrechen** ■ Sauerstoffgabe ■ Adrenalin 0,01 bis 0,03 ml/kg KG einer 1:1000 Lösung s.c. (evtl. alle 15 bis 20 min wiederholen) ■ Antihistaminikum, z.B. Fenistil® 1 ml/10 kg KG langsam (1 ml in 30 Sek.) i.v. ■ Prednison/Prednisolon 2 mg/kg KG i.v.

	Bronchospasmus Zusätzlich: ■ Aminophyllin® 5 bis 6 mg/kg KG i.v. initial, dann 0,4 bis 0,9 mg/kg KG/h i.v.
3. Stadium	**Schockzeichen** ■ Kopftieflagerung (Trendelenburg-Position) ■ Sauerstoffgabe ■ Offenhalten der Atemwege (evtl. Intubation) ■ Rasche intravenöse Flüssigkeitszufuhr: Kristalline Lösung (z. B. Ringer-Laktat; physiologische Kochsalzlösung): etwa 20 bis 30 ml/kg KG in 10 min und/oder Kolloidale Lösung (z. B. HAES® 6 %; Biseko®): etwa 10 bis 20 ml/kg KG in 10 min. Falls erforderlich alle 20 bis 30 min wiederholen ■ Adrenalin 0,1 ml/kg KG einer 1:10 000 Lösung als intravenöse Bolusgabe über 1 bis 2 min alle 15 bis 20 min (wenn nötig auch endotracheal oder intraossär); bei Notwendigkeit wiederholter Bolusgaben: 0,05 bis 0,5 µg/kg KG/min als Dauerinfusion ■ Ggf. Noradrenalin: 0,05 bis 1,0 µg/kg KG/min als Dauerinfusion Angestrebtes Ziel: Annähernd altersentsprechend normaler systolischer Blutdruck

Bronchospasmus

- Aminophyllin® 5 bis 6 mg/kg KG i.v. initial, dann 0,4 bis 0,9 mg/kg KG/h i.v.
- Prednison/Prednisolon 2 mg/kg KG i.v.

4. Stadium **Herz-Kreislauf- und Atemstillstand**

- Zusätzlich allgemeine Reanimationsmaßnahmen

3. Akuter schwerer Asthmaanfall, Status asthmaticus

Asthma bronchiale ist eine anfallsartig auftretende Erkrankung der unteren Atemwege, charakterisiert durch eine wechselhaft ausgeprägte, teilweise oder vollständig reversible Obstruktion der Bronchien und Bronchiolen bei gesteigerter Reagibilität (Hyperreaktivität) derselben auf verschiedene exogene und/ oder endogene Reize.
Status asthmaticus: Über Stunden anhaltender Zustand schwerer exspiratorischer Ruhedyspnoe, der durch die Verabreichung von β_2-Sympathomimetika nicht mehr rückgängig zu machen ist.

Symptome	■ Dyspnoe (verlängerte Exspiration, exspiratorischer Stridor, Einziehungen, Nasenflügeln, Orthopnoe, Anspannung der Halsmuskulatur, erschwertes Sprechen) ■ Evtl. Zyanose ■ Tachypnoe ■ Über der Lunge: Giemen, Brummen, grobblasige Rasselgeräusche, herabgesetztes Atemgeräusch (stumme Obstruktion), hypersonorer Klopfschall ■ Quälender Husten mit Produktion von wenig und zähem Sekret ■ Ängstlicher Gesichtsausdruck ■ Unruhe, Apathie ■ Tachykardie (über 130/min) ■ Zeichen eines oberen respiratorischen Infektes

Ärztliches Vorgehen

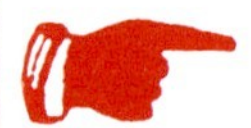

- Kurzes Erheben der Anamnese
- Berücksichtigen vorausgegebener Medikamente

Behandlungsziel:

Beseitigung einer ggf. vorliegenden Hypoxie und Behebung der Atemwegsobstruktion!

- Gabe von Sauerstoff (z. B. 2 l/min) mittels Gesichtsmaske oder über Nasenkatheter (falls vorhanden)
- Einsatz von kurzwirkenden Beta-2-Mimetika

Anwendung von Dosier-Aerosolen (vorzugsweise mit Inhalierhilfe)

Mit ärztlicher Hilfe und unter Anleitung; evtl. auch nur zwei Hübe in die Mundhöhle zur bukkalen Resorption:

- Salbutamol (Sultanol®): 1 bis 2 Hübe (1 Hub = 0,1 mg); ggf. wiederholt

Oder:

- Fenoterol (Berotec® 100; Berotec® 200): 1 Hub (1 Hub = 0,1 bzw. 0,2 mg); ggf. wiederholt

Oder:

- Terbutalin (Bricanyl®): 1 Hub (1 Hub = 0,25 mg); ggf. wiederholt

Anwendung von Aerosolen (über Kompressionsvernebler)
- Terbutalin (Bricanyl®): von 1%iger Lösung 0,03 ml/kg KG in 1 bis 2 ml 0,9 % NaCl

Oder:
- Salbutamol (Sultanol®): von 0,5%iger Lösung 1 bis 2 Tropfen pro Lebensjahr (bis maximal 8 Tropfen) auf 2 ml 0,9 % NaCl

Subkutane Applikation
- Adrenalin 1 : 1000: 0,01 ml/kg KG s.c. (maximal 0,3 ml), evtl. 2mal im Abstand von 20 min wiederholen

Oder:
- Terbutalin (Bricanyl®): 0,01 ml/kg KG s.c. (maximal 0,25 ml), evtl. 1mal nach 15 bis 30 min wiederholen

- Theophyllin:
  Als Initialdosis 3 bis 6 mg/kg KG in 20 min langsam intravenös
  Als Erhaltungsdosis 24 mg/kg KG/die für 9- bis 12jährige, 18 mg/kg KG/die für 12- bis 16jährige
  (Bronchoparat®, in gleicher Dosierung in Tee gelöst auch per os)
- Corticoide (systemisch)
- Prednisolon: Prednisolon (Solu-Decortin®-H) 2 bis 4 bis 8 mg/kg KG intravenös; Klismacort® Rektal-Kapsel à 100 mg
- Prednison: Rectodelt® Supp. à 100 mg

10 mg Prednison (Decortin®) entsprechen:
- 10 mg Prednisolon (Decortin®-H/Solu-Decortin®-H)
- 10 mg Fluocortolon (Ultralan®)
- 8 mg 6-Methylprednisolon (Urbason®)
- 8 mg Triamcinolon (Volon®)
- 1,3 mg Dexamethason (Fortecortin®)
- 1,3 mg Betamethason (Celestan®)

Weitere Maßnahmen

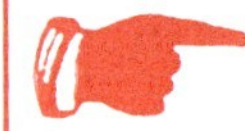

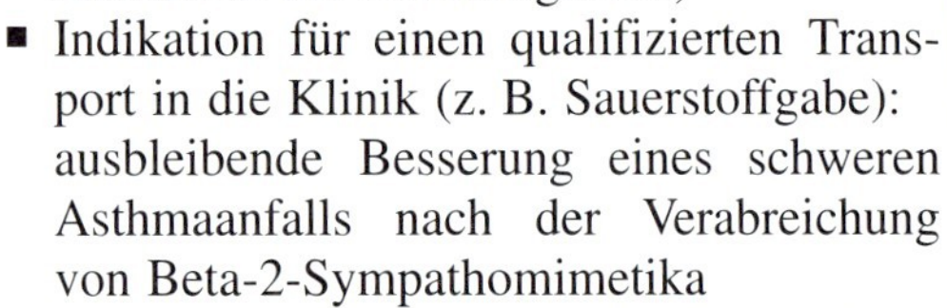

- „Dosierte Lippenbremse“
- Geeignete Körperposition (z. B. Sitzen mit Abstützen des Schultergürtels)
- Indikation für einen qualifizierten Transport in die Klinik (z. B. Sauerstoffgabe): ausbleibende Besserung eines schweren Asthmaanfalls nach der Verabreichung von Beta-2-Sympathomimetika
- Mitteilung der Dauermedikation und der akuten Medikation an die weiterbehandelnden Krankenhausärzte

Bei notwendig werdender Beatmung (sehr selten!) (z. B. bei eintretender Bewußtseinstrübung):
Intubation nach intravenöser Gabe von Atropin (0,01 mg/kg KG), Ketamin (1 bis 2 mg/kg KG) und Diazepam (0,1 mg/kg KG).
Ggf. Relaxierung mit Pancuronium (0,1 mg/kg KG) intravenös.

4. Augenverletzungen

Augenverletzungen, die zu bleibenden Einschränkungen des Sehvermögens führen können, sind häufig auf Verätzungen oder mechanische Gewalt- und Fremdkörpereinwirkungen zurückzuführen. Ersteres kommt besonders häufig bei Kindern im Vorschulalter vor und wird u. a. durch Reinigungsmittel, Gefriermittel, Kosmetika, Haarsprays, Chemikalien, Kunstdünger, Kalk, Zement und Rauch verursacht. Mechanische Gewalt- und Fremdkörpereinwirkungen überwiegen bei Schulkindern, vor allem in Form einer Bulbusruptur (Korneaverletzung) und/oder einer Blutung in die vordere Augenkammer.

4.1 Verätzungen durch Säuren, Laugen oder Kalk

Symptome

- Intensiver Augenschmerz
- Blepharospasmus
- Deutliche Visusminderung
- Ggf. zusätzliche Verätzungen im Gesicht

Ärztliches Vorgehen

- Sofortiges intensives Spülen des Auges oder der Augen mit der am raschesten verfügbaren nicht toxischen, neutralen Flüssigkeit (z. B. Wasser, physiologische Kochsalzlösung; aber auch Mineralwasser oder Milch): z. B. Kopf unter den Wasserhahn halten; Verwendung einer großlumigen Spritze; Ausdrücken eines sauberen nassen Tuchs.
  Dauer des Spülens: 20 bis 30 Minuten; mindestens zwei Liter (ein Zuviel an Spülen gibt es dabei aber nicht!).
  Offenhalten der Augenlider mit den Fingern, deren Abrutschen durch den Einsatz eines Tuchs oder von Tupfern verhindert wird. Versuch des Ektropionierens des Lides.
  Spülflüssigkeit darf nicht in das gesunde Auge abfließen, daher Spülen des Auges immer von innen nach außen!
- Bei Kalk- und Zementverätzungen vorsichtige mechanische Reinigung der Konjunktiva, insbesondere der Umschlagfalten, mit Hilfe eines sauberen Tuchs, einer Kompresse oder eines Wattetupfers
- Danach sofortiger Transport in die nächste Augenklinik; auf dem Transport, wenn möglich, Fortsetzen des Spülvorgangs
- Ggf. Asservieren der schädigenden Substanz

4.2 Bulbusruptur und/oder Blutung in die vordere Augenkammer

Hinweis

- Beachten anamnestischer Angaben (z. B. Spielen mit spitzen, scharfen Gegenständen; Arbeit mit Hammer und Meißel; Verletzungen durch eine Windschutzscheibe)

Symptome

- Intensiver Augenschmerz
- Blepharospasmus
- Diffuse subkonjunktivale Blutung
- Verformung der Pupille
- Ggf. Heraushängen von Iris-, Glaskörper- und Linsenmassen aus dem Wundspalt
- Einblutung in die vordere Augenkammer
- Visusminderung

Ärztliches Vorgehen

- Bereits bei Verdacht auf eine Bulbusruptur oder beim Vorliegen einer Blutung in die vordere Augenkammer Abdecken *beider* Augen mit einem trockenen, sterilen Verband
- Kein Druckverband bei Blutungen aus dem Auge
- Spießende Fremdkörper nicht entfernen
- Cave: Kein Aufbringen von Salbe oder von Tropfenlösung auf das verletzte Auge!
- Sofortiger Transport in eine Augenklinik

5. Stumpfes Bauchtrauma

Unter einem stumpfen Bauchtrauma versteht man eine stumpfe Gewalteinwirkung auf die Bauchdecken und die intraabdominalen Organe (Milz – am häufigsten im Kindesalter; Leber; Pankreas; Nieren; Duodenum; Harnblase). Dies ereignet sich oft im Rahmen eines Polytraumas (s. Kap. 33, Polytrauma), was die Diagnosestellung z. T. erheblich erschwert. Liegt eine intraabdominale Organverletzung vor, so kommt es entweder zu einer Blutung (meist sofort) oder zu einer Peritonitis (meist nach 6 bis 24 Stunden) bzw. zu einer Kombination von beiden.

Symptome

- Blässe/Tachykardie
- Schmerzen
- Berührungsempfindlichkeit/Abwehrspannung
- Aufgetriebenes Abdomen
- Peritoneale Zeichen: fehlende oder herabgesetzte Darmgeräusche, Loslaßschmerz
- Ekchymosen im Bereich der Bauchdecken
- Radspuren
- Hautmarkierungen durch Sicherheitsgurt
- Blut im Magenaspirat/Urin/Stuhl
- Linksseitiger/rechtsseitiger Schulterschmerz bei Milz- bzw. Leberruptur
- Unerklärbarer Blutdruckabfall oder andere Zeichen eines hypovolämischen Schocks (s. Kapitel 33, Polytrauma)

Ärztliches Vorgehen

- Beurteilung der Vitalfunktionen
- Ausschluß weiterer Verletzungen
- Ggf. ausreichende Substitution von eingetretenen Volumenverlusten (s. Kapitel 33, Polytrauma)
- Ggf. Sauerstoffzufuhr bzw. Intubation/Beatmung
- Großzügige Indikationsstellung bei der Verabreichung von Analgetika (z. B. Ketamin 0,5 bis 1,0 mg/kg KG i.v.)
- Legen einer Magensonde (nasal) (Entleerung des Magens; Untersuchung des Mageninhalts auf Blut)
- Einweisung in ein adäquat eingerichtetes Zentrum (Pädiatrische Intensivstation/Kinderchirurgie) bzw. in die nächste geeignete Klinik
- Überwachung der Vitalfunktionen und Fortsetzung der therapeutischen Maßnahmen auf dem Transport

6. Bronchiolitis

Die Bronchiolitis ist ein entzündlicher viraler (meist RS-Viren) Prozeß im Bereich der Bronchiolen mit exspiratorischer Obstruktion und konsekutiver Lungenüberblähung. Das Prädilektionsalter ist (1) bis 6 bis (24) Monate. Der Häufigkeitsgipfel liegt in den Wintermonaten.

Symptome

- Schnupfen/Husten
- Mittelgradiges Fieber
- Schlechtes, blasses Aussehen
- Nahrungsverweigerung
- Tachypnoe (40 bis 100 Atemzüge pro min)
- Tachykardie
- Nasenflügeln
- Interkostale Einziehungen
- Exspiratorisches Giemen (z. T. auf Distanz hörbar)
- Abgeschwächtes Atemgeräusch
- Evtl. fein- bis mittelblasige RGs
- Evtl. Zyanose

Ärztliches Vorgehen

- Immer Klinikeinweisung

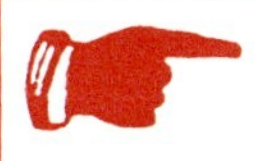

Auf dem Transport halb sitzende Lagerung und Sauerstoffzufuhr

7. Dehydratation

Die Dehydratation ist ein Zustand nach Wasser- und Elektrolytverlusten. Die Hauptursache der akuten Dehydratation ist der akute Brechdurchfall (Gastroenteritis/Dyspepsie). Seltenere Ursachen sind der Diabetes mellitus, der Diabetes insipidus, Nierenerkrankungen, das Adrenogenitale Syndrom oder die Zystische Fibrose.
Auch ungenügende Flüssigkeitsaufnahme durch Nahrungsverweigerung kann zur Dehydratation führen. Besonders gefährdet sind Säuglinge und Kleinkinder.
Für die Akuttherapie ist der Schweregrad der Dehydratation entscheidend.

Anamnestische Angaben

- Dauer der Krankheit
- Ggf. Dauer und Höhe des Fiebers
- Ggf. Stuhlbeschaffenheit und Stuhlfrequenz
- Art der vorausgegangenen Flüssigkeitszufuhr
- Frequenz der Urinausscheidung/feuchte Windeln

Symptome

- Trockene Schleimhäute
- Tachykardie
- Schlechter Hautturgor
- Eingesunkene Fontanelle
- Eingesunkene Bulbi

Symptome
- Kalte Extremitäten
- Hypotonie
- Bewußtseinsstörung

Approximative Einteilung der Dehydratation in drei Schweregrade aufgrund klinischer Befunde (ggf. Wiegen!):

Leichte Dehydratation
5 % Gewichtsverlust beim Säugling (Flüssigkeitsverlust etwa 50 ml/kg KG)
3 % Gewichtsverlust beim älteren Kind
- Durstgefühl (beim Säugling ausgedrückt durch Unruhe, Schreien, gieriges Trinken)
- Blasse Hautfarbe
- Trockene Schleimhäute
- Kalte Extremitäten
- Tachykardie
- Oligurie (trockene Windel)

Mittelschwere Dehydratation
10 % Gewichtsverlust beim Säugling (Flüssigkeitsverlust etwa (50 –) 100 ml/kg KG)
6 % Gewichtsverlust beim älteren Kind
- Zunahme der Symptome wie bei leichter Dehydratation
  Zusätzlich:
- Fehlende Tränensekretion
- Herabgesetzter Hautturgor (stehende Hautfalten)
- Leicht eingesunkene große Fontanelle
- Leicht eingefallene, halonierte Augen
- Tachypnoe

Symptome

- Kapillare Füllungszeit (Nagelbett) 1,5 bis 3 Sek.
- Apathie

Schwere Dehydratation

15 % Gewichtsverlust beim Säugling (Flüssigkeitsdefizit etwa (100 –) 150 ml/kg KG)
9 % Gewichtsverlust beim älteren Kind

- Zunahme der Symptome wie bei mittelschwerer Dehydratation
  Zusätzlich:
- Grau-blaß marmorierte Haut
- Hyperpnoe/Tachypnoe
- Kapillare Füllungszeit (Nagelbett) > 3 Sek.
- Blutdruckabfall
- Schlecht zu tastender peripherer Puls
- Bewußtseinsstörung (Somnolenz/Koma)
- Krampfanfälle

Ärztliches Vorgehen

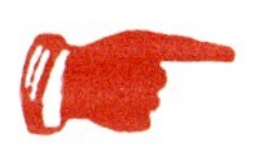

Kinder, insbesondere Säuglinge, mit einer leichten Dehydratation sollten, Kinder mit einer mittelschweren oder schweren Dehydratation müssen stationär eingewiesen werden.

Leichte Dehydratation

Evtl. Versuch der oralen Rehydratation: innerhalb von 6 Stunden 50 ml/kg KG (ggf. zusätzlicher Ausgleich anhaltender Flüssigkeitsverluste: pro Durchfallportion je nach Alter etwa 50 bis 100 ml) einer Glucose-Elektrolyt-Lösung, z. B. mit Milupa GES®, Humana-Elektrolyt®, Oralpädon 240®. Bei begleitendem Erbrechen im Rahmen einer Gastroenteritis teelöffelweise Gabe (z. B. 1 Teelöffel = 5 ml alle 5 min) der gekühlten oralen Rehydratationslösung. Gestillte Kinder werden dabei weiter gestillt!

Tritt innerhalb von 6 Stunden keine klinische Besserung ein (dabei spielt allerdings die Stuhlbeschaffenheit keine Rolle): Einweisung in die Klinik. Tritt Besserung ein, Beginn der Realimentation:

- Gestillte Kinder werden weiter gestillt
- Nichtgestillte Kinder unter 6 Monaten erhalten die vor der Erkrankung gegebene Milch stufenweise 1:2, dann 1:1 verdünnt.
- Säuglinge über 6 Monate und Kleinkinder erhalten unverdünnte Milchnahrung, bei schwerer Erkrankung verdünnt. Zusätzlich Reisschleim, Karotte, Banane, Zwieback.

Mittelschwere und schwere Dehydratation

Mittelschwere (bei längerem Transportweg) und schwere Dehydratation (unabhängig vom Typ der zugrundeliegenden Exsikkose):

0,9%ige NaCl-Lösung oder Ringer-Laktat, 10 bis 20 ml/kg KG in 10 bis 20 bis 30 min – evtl. auch so schnell wie möglich in Abhängigkeit von den Kreislaufverhältnissen (arterieller Blutdruck, peripherer Puls)

8. Epiglottitis (Supraglottitis)

Bei der Epiglottitis handelt es sich um einen perakuten entzündlichen, oft septischen Prozeß im Bereich des Larynxeingangs, insbesondere im Bereich der Epiglottis, verursacht durch Bakterien (ganz überwiegend Haemophilus influenzae Typ B; deutlich seltener betahämolysierende Streptokokken oder Staphylococcus aureus). Die Epiglottis imponiert dabei als kirschrote, pilzförmige Schwellung. Das Prädilektionsalter liegt zwischen dem zweiten und dem siebten Lebensjahr. Dank der zunehmend häufiger durchgeführten Impfung gegen Hämophilus influenzae Typ B ist die Häufigkeit der Epiglottitis stark zurückgegangen, das Krankheitsbild damit aber nicht verschwunden!

Symptome

- Kurze Anamnese (8 bis 16 Stunden)
- Hohes Fieber (39 bis 40 °C)
- Halsschmerzen
- Schluckbeschwerden
- Speichelfluß
- Inspiratorischer Stridor
- Zunehmende Atemnot
- Sitzende Körperhaltung
- Vorschieben des Unterkiefers und Extendieren der Halswirbelsäule
- Ausgeprägtes Krankheitsgefühl
- Zyanose

Differentialdiagnose

Epiglottitis – Laryngotracheitis (Krupp-Syndrom) (siehe Tab. 1)

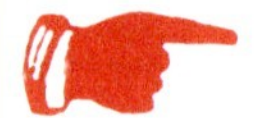

Cave: Keine Racheninspektion mittels direkter Laryngoskopie bei klinisch dringlichem Verdacht auf das Vorliegen einer Epiglottitis!

Tab. 1: Differentialdiagnose zwischen akuter Laryngotracheitis (LT) und Epiglottitis.

	LT	**Epiglottitis**
Alter	6 Monate – 4 Jahre	(1)–2–6–(15) Jahre
Beginn	Allmählich	Akut
Ursache	Viren	Bakterien
Lokalisation	Glottisch/Subglottisch	Supraglottisch
Symptome		
▪ Husten/Stimme	Bellender Husten, inspirat. Stridor	Kein Sprechen, inspirat. Stridor
▪ Körperhaltung	Jede Position	Sitzend
▪ Mund	Geschlossen	Offen, Speichelfluß, Schluckstörung
▪ Fieber	Fehlend bis hoch	Hoch
Allgemeinzustand	Oft nicht schwer beeinträchtigt	Ängstlich, schwerkrank

Ärztliches Vorgehen

- Bereits bei klinischem Verdacht immer Klinikeinweisung in ärztlicher Begleitung (Voranmeldung!)

- Bequemc, sitzende Position auf dem Transport
- Wenig Manipulationen am Kind!
- Ggf. Gabe von Sauerstoff über eine Sonde oder über eine locker vorgehaltene Maske.
- Bei lebensbedrohlicher Ateminsuffizienz Maskenbeatmung, evtl. Intubation (nur bei ausreichender Erfahrung), evtl. Koniotomie (nur bei ausreichender Erfahrung)

9. Ertrinkungsunfall

Unter Ertrinken versteht man einen Erstickungstod durch Untertauchen in einer Flüssigkeit. Vom Beinahe-Ertrinken spricht man, wenn dieses Untertauchen in einer Flüssigkeit für mindestens 24 Stunden überlebt wird.

Symptome

Die Initialsymptome reichen vom

Fehlen jeglicher klinischer Symptome
(evtl. geringgradige respiratorische Probleme)

Über

- Bewußtseinstrübung, Hyperaktivität
- Dyspnoe, Keuchen, Stridor, Husten, Zyanose, feuchte Rasselgeräusche über der Lunge, reichliches rötliches, schaumiges Sputum
- Tachykardie, Arrhythmie
- Leichte Unterkühlung

Bis zu

- Bewußtlosigkeit, Koma
- Atemstillstand
- Herzstillstand
- Schwerer Hypothermie

Ärztliches Vorgehen

Geborgenen hypothermen und zentralisierten Patienten waagerecht transportieren.

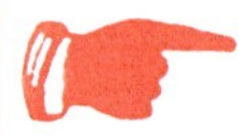

Beurteilung der Vitalfunktionen:
Immer sofort mit der Reanimation beginnen, wenn eine respiratorische Insuffizienz ohne oder mit Herzkreislaufversagen vorliegt!

- An mögliche Verletzungen der Halswirbelsäule denken (kein Überstrecken der Halswirbelsäule)
- Freimachen der Atemwege (Absaugen, evtl. mit leistungsfähiger Absaugpumpe)
- Keine unnötigen Versuche zur Entfernung von Wasser aus der Lunge
- Zunächst: Mund-zu-Mund/Nase-Beatmung (altersabhängig) (s. Kapitel 34, Reanimation)
- Extrakorporale Herzdruckmassage – bei nicht zu tastenden Pulsen
- Intubation – so früh wie möglich; Intubationsmedikamente:
  - Ketamin (Ketanest®) 1,0 bis 2,0 mg/kg KG i.v.
  - Diazepam bzw. Midazolam 0,1 mg/kg KG i.v.
- Beutelbeatmung bzw. Beatmung mit Notfallrespirator mit möglichst hoher Sauerstoffkonzentration; PEEP von mindestens 5 cm H_2O

- Anbringen eines EKG-Monitors
- Legen einer Magensonde
- Legen eines intravenösen Zugangs (evtl. eines zentralen Venenkatheters, falls rasch durchführbar)
- Adrenalin (als Reanimationsmedikament), ggf. auch über den Trachealtubus oder intraossär bei Kindern unter 6 Jahren (s. Kap. 34, Reanimation)

Bei Schock
- Zufuhr von Ringer-Lactat bzw. physiologischer Kochsalzlösung (20 ml/kg KG als Bolus)

Bei persistierender Hypotension
- Gabe von Adrenalin (0,1 bis 1 µg/kg KG/min) i.v. oder Dopamin (5 bis 20 µg/kg KG/min) i.v.

Bei Krämpfen
- Gabe von Diazepam (0,2 mg/kg KG i.v.)

Weitere Maßnahmen
- Entfernen nasser Kleider
- Schutz vor weiterem Wärmeverlust, z. B. durch Einpacken in Alufolie
- Transport in die vorinformierte nächste geeignete Klinik zur aktiven Wiedererwärmung unter Fortsetzung der Reanimationsmaßnahmen; denn: „No child is dead, unless he/she is warm and dead“.

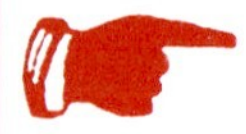

Jedes Kind, d. h. auch das initial klinisch symptomlose, das einen Ertrinkungsunfall erlitten hat, muß wegen der Möglichkeit des Bestehens einer klinisch nicht erkennbaren Hypoxämie und wegen der Möglichkeit des verzögerten Auftretens von Symptomen („sekundäres Ertrinken“) stationär aufgenommen werden.

10. Fieberkrampf

Ein Fieberkrampf ist ein durch Fieber (meist während des ersten Fieberanstiegs) ausgelöster Krampfanfall bei jungen Kindern im Alter von 6 Lebensmonaten bis zum fünften Lebensjahr.
Ausgenommen sind Krampfanfälle im Rahmen entzündlicher Erkrankungen des Zentralnervensystems oder epileptische Anfälle bei Fieber bei vorbestehender Epilepsie.
Betroffen sind 3 bis 4 % aller Kinder. In 25 bis 30 % der Fälle kommt es zum Auftreten eines Rezidivs meist innerhalb des ersten Lebensjahres.

Symptome

- Infekt
- Erhöhte Körpertemperatur (> 38,5 °C)
- Meist generalisierte, tonisch-klonische Krampfanfälle, in etwa 15 % rein fokal; Dauer 5 bis 10 min (evtl. bis eine Stunde); in 15 % mehr als ein Anfall
- Zyanose
- Bewußtlosigkeit
- Kurze Periode mit Schläfrigkeit nach dem Anfall

Ärztliches Vorgehen

Beim Eintreffen des Arztes ist der Fieberkrampf häufig schon abgeklungen. Dauert er an gilt: Jeder Krampfanfall muß möglichst rasch durchbrochen werden!

Allgemeine Maßnahmen

- Flache Seitwärtslagerung zur Vermeidung einer Aspiration
- Anfallsablauf genau beobachten
- Anfallsdauer registrieren

Antikonvulsive Therapie (bei Anfällen > 2 min)

- Diazepam rektal (z. B. Diazepam Desitin® rectal tube oder Stesolid Rectal Tube® zu 5 mg und zu 10 mg): über 4 Monate und unter 15 kg KG (etwa 3 Jahre) 5 mg; über 15 kg KG 10 mg; evtl. nach 5 min wiederholen

Oder:

- Diazepam intravenös (Valium® 10 Roche; Valium® MM Roche; Diazepamratiopharm®; Diazepam-Desitin®; Diazepam®-Lipuro; Stesolid®): etwa 0,2 bis 0,4 mg/kg KG i.v. (langsam 1 mg pro min) bzw. bis zum Sistieren des Krampfanfalls evtl. bis zu dreimal alle 15 bis 30 min wiederholen
- Bei prolongiertem Krampfanfall (nach wiederholter Gabe von Diazepam): Phenobarbital 15 bis 20 mg/kg KG intravenös; ggf. zusätzliche Einzeldosen von 5 mg/kg KG alle 15 bis 30 min bis zum Sistieren des

Krampfanfalls bzw. bis maximal 30 mg/kg KG

Auf eine Atemdepression sowie auf das seltene Auftreten einer Hypotonie und/oder Bradykardie achten!

Antipyretische Therapie (bei Temperaturen über 38,5 °C rektal)

- Medikamentös: Paracetamol-Supp., z. B. ben-u-ron®, Säuglinge 125 mg, Kleinkinder 250 mg
- Physikalisch: Kind von Decken oder Kleidern befreien; kalte Umschläge auf die Stirngegend und evtl. auf Stamm und Extremitäten (Wadenwickel)

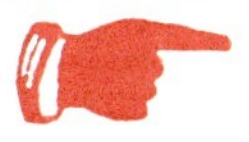

Stationäre Einweisung eines jeden Kindes mit zerebralem Krampfanfall zur postiktalen Überwachung und zur weiteren Diagnostik (z. B. Ausschluß einer Meningitis)!

11. Laryngotracheale Fremdkörperaspiration

85 bis 90 % aller aspirierten Fremdkörper gelangen in den Bronchialbaum, der Rest verbleibt jedoch im Larynx und/oder in der Trachea.
Das Prädilektionsalter liegt unter 4 Jahre.

Symptome

Initial:
- Husten und akute Atemnot

Später in Abhängigkeit von der Lokalisation des Fremdkörpers
- Stridor
- Giemen
- Einziehungen
- Husten
- Würgen
- Keuchen
- Heiserkeit
- Dyspnoe/Tachypnoe
- Fehlende Atemexkursionen
- Abgeschwächtes Atemgeräusch

Ärztliches Vorgehen

Bei Vorliegen eines ausreichenden Atemgasaustausches

- Einweisung in die nächste Klinik unter ärztlicher Begleitung
- Auf dem schonenden Transport: ggf. Sauerstoffzufuhr über Maske/Sonde; Kind auf dem Schoß einer Bezugsperson sitzen lassen

Bei bereits erheblich gestörtem Atemgasaustausch (z. B. Zyanose)

- Versuch der Mobilisation des Fremdkörpers (Imitation eines physiologischen Hustenstoßes)

– Kopf des Kindes tief halten und schütteln

Oder:

– Rasches Klopfen mit dem Handballen hoch zwischen den Schulterblättern bei Kopftieflage (bei Säuglingen; Abb. 1)

Oder:

– Thoraxkompression wie bei Herzmassage (bei Säuglingen)

Oder:

– Heimlich-Handgriff bei Kindern jenseits des Säuglingsalters (abdominale Kompression; Abb. 2 und 3)

Oder:

- Öffnen des Mundes durch Hochziehen von Zunge und Unterkiefer, Inspektion des Rachens und des Hypopharynx und manuelles

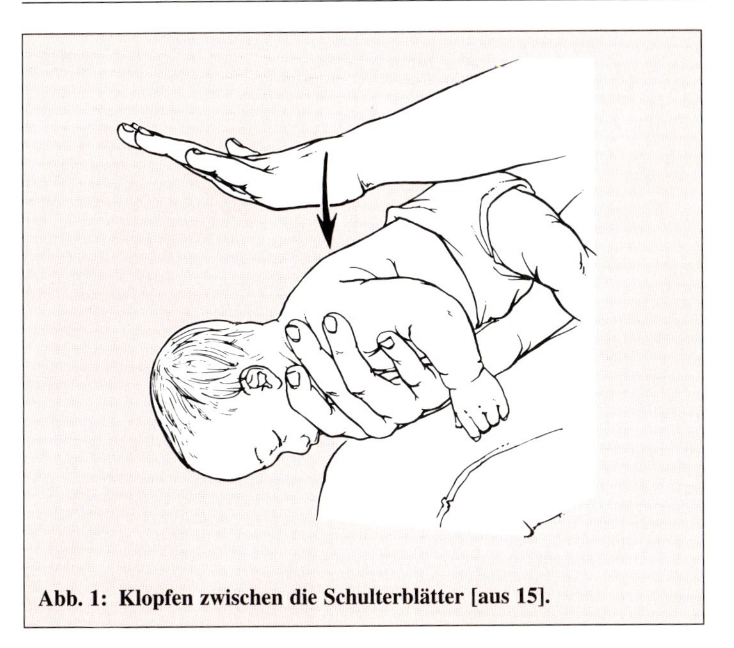

Abb. 1: Klopfen zwischen die Schulterblätter [aus 15].

Entfernen sichtbarer, d. h. supraglottisch gelegener Fremdkörper

Oder:

- Masken-Beutel-Beatmung (ggf. mit Sauerstoff)

Oder:

- Intubation und Beatmung

Oder:

- Notfallkoniotomie

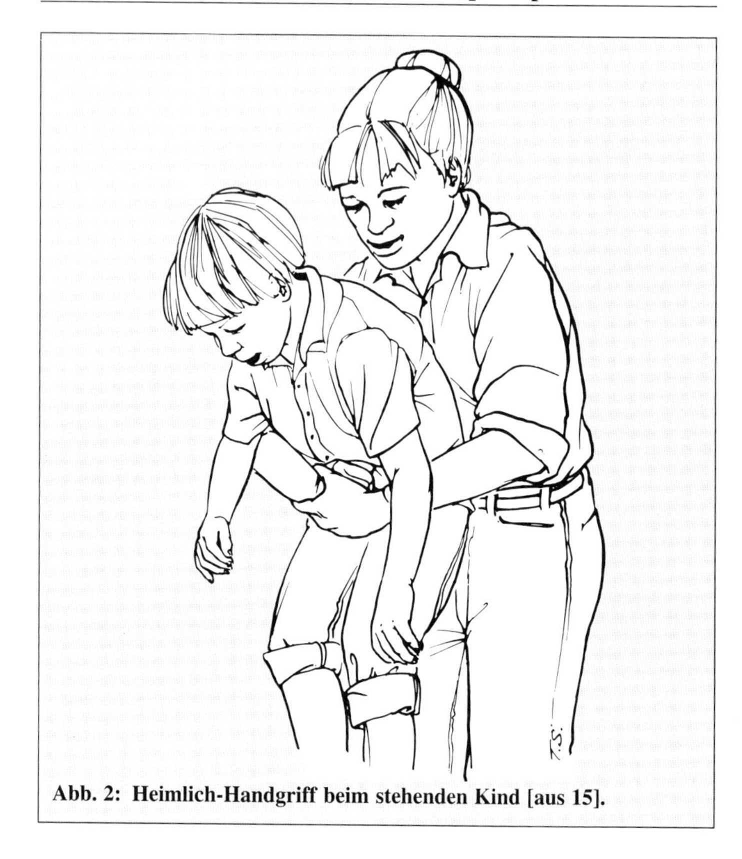

Abb. 2: Heimlich-Handgriff beim stehenden Kind [aus 15].

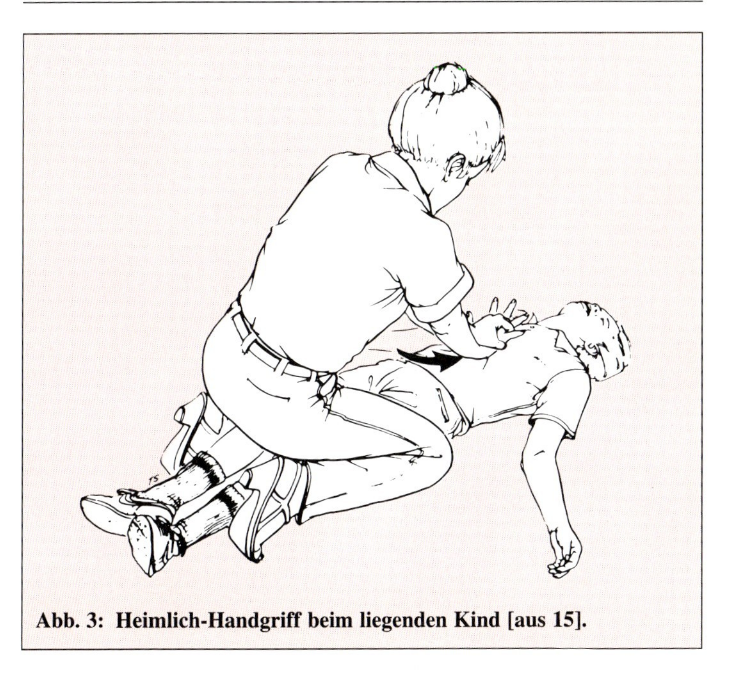

Abb. 3: Heimlich-Handgriff beim liegenden Kind [aus 15].

12. Verschluckte Fremdkörper

Betroffen sind meist ältere Säuglinge und Kleinkinder. Am häufigsten werden Münzen, Knöpfe, Büroklammern, Spielzeugteile, Fruchtkerne, Essensbrocken und dergleichen verschluckt.

12.1 Fremdkörper im Pharynx

Fischgräten und andere scharfe Gegenstände können bereits im Pharynx steckenbleiben. Meist erfolgt dies am unteren Pol der Gaumenmandel oder im hinteren Drittel der Zunge.

Symptome

- Schluckbeschwerden
- Schmerzen insbesondere beim Schlucken

Ärztliches Vorgehen

- Ggf. Entfernen des Fremdkörpers mit einer Pinzette
- Einweisung in die Kinderklinik bzw. in eine HNO-Klinik

12.2 Fremdkörper im Ösophagus

Im Ösophagus bleiben Fremdkörper in der Regel wegen ihrer Größe oder wegen ihrer scharfen, kantigen Oberfläche stecken. In 80 % der Fälle erfolgt dies im zervikalen Anteil des Ösophagus.

Symptome

- Hustenattacken und Würgreiz
- Beim Festsitzen an der engsten Stelle, der oberen Enge: akute retrosternale Schmerzen, intensiver Speichelfluß, evtl. Atemnot
- Bei tieferem Sitz: mittelgradige Schluckbeschwerden bzw. vollständiges Schluckunvermögen

Ärztliches Vorgehen

- Einweisung in die Kinderklinik (auch bei Verdacht auf verschluckten Fremdkörper, sofern dieser nicht kleiner als 1 cm im Durchmesser und glatt begrenzt ist), bei bestehender Atemnot unter ärztlicher Begleitung

13. Hitzschlag

Ein Hitzschlag wird durch eine ausgeprägte Wärmespeicherung verursacht, wenn eine hohe Umgebungstemperatur die Wärmeabgabe durch Strahlung oder Konvektion verhindert und die Luftfeuchtigkeit – im Säuglingsalter auch die mangelhafte Funktion der Schweißdrüsen – die Wärmeabgabe durch Verdampfung limitiert.
Prädilektionsalter: Säuglinge und Kleinkinder (z. B. Säugling im parkenden Auto, zu warm angezogener Säugling)

Symptome

Bei hoher Umgebungstemperatur:

- Heiße, trockene Haut
- Geringes bis fehlendes Schwitzen
- Anstieg der Körpertemperatur auf über 41 °C
- Neurologische Symptome wie
  - Reizbarkeit, Gleichgültigkeit, Verwirrtheit
  - Plötzliche Bewußtseinstrübung
  - Stupor, Koma
  - Krampfanfall
- Kardiorespiratorische Symptome wie
  - Hypotonie
  - Tachykardie
  - Hyperventilation
  - Arrhythmie
- Exitus

Ärztliches Vorgehen

- Verbringen in eine kühle Umgebung
- Sofortiges, rasches Senken der Körpertemperatur (auf Normalwerte) innerhalb einer Stunde durch Entfernen der Kleider und durch Kühlen des gesamten Körpers einschließlich des Kopfes mit Wasser von etwa 15 °C; ggf. Föhnen der feuchten Haut
- Orale Flüssigkeitszufuhr bei wachen Patienten
- Ggf. Infusionstherapie: < 20 ml/kg KG Ringer-Laktat oder physiologische Kochsalzlösung intravenös
- Kontrolle der Vitalparameter einschließlich Temperatur
- Sauerstoffgabe, evtl. Intubation
- Transport in die Klinik

14. Hodentorsion

Unter Hodentorsion versteht man eine Drehung des Hodens bzw. des Samenstranges mit Hoden infolge deren abnormer Beweglichkeit.
Prädilektionsalter ist das erste Lebensjahr (Samenstrang und Hoden) und die Präadoleszenz (Hoden).

Symptome

- Akut auftretender, starker Schmerz im Skrotum
- Zunahme oder Gleichbleiben des Schmerzes beim Anheben des Hodens (positives Prehnsches Zeichen)
- Rasche Entwicklung einer asymmetrischen Schwellung des Skrotums
- Rötung der Skrotalhaut
- Übelkeit und Erbrechen

Ärztliches Vorgehen

- Genaue Anamneseerhebung (seit wann Symptome?)
- Bereits bei Verdacht immer rasche Einweisung in die Klinik zur ggf. frühzeitigen operativen Intervention

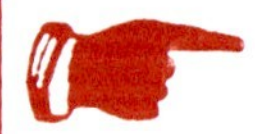

Grad und Dauer einer Hodentorsion entscheiden über das Sich-Entwickeln einer hämorrhagischen Infarzierung und Hodennekrose. Detorquierung innerhalb von sechs Stunden kann aber auch bei Torsionen von mehr als 360 Grad noch zu einer partiellen Erholung des Hodens führen.

15. Hypoxämischer Anfall

Hypoxämische Anfälle ereignen sich meist bei Säuglingen und Kleinkindern im Alter von 3 bis 18 Monaten mit angeborenem Herzfehler im Sinne eines großen Ventrikelseptumdefektes und einer zusätzlichen ausgeprägten Pulmonalstenose. Am häufigsten handelt es sich dabei um das Vorliegen einer Fallotschen Tetralogie.
Davon können auch Kinder betroffen sein, die außerhalb einer Anfallsphase kaum zyanostisch sind!
Hypoxämische Anfälle sind heute insgesamt selten, da die gefährdeten Kinder meist früh operiert werden!

Symptome

Leichte Form

- Kurzzeitige Blässe
- Hyperpnoe

Schwere Form

- Akute Zunahme der vorbestehenden Zyanose oder anfallsartiges Auftreten einer schweren Zyanose
- Hyperpnoe
- Tachykardie
- Unruhe/Schreien
- Muskelerschlaffung
- Bewußtseinsverlust
- Krampfanfall
- Tod (sehr selten!)

Ärztliches Vorgehen

- Passive Einnahme einer Knie-Brust-Haltung des Kindes (bei gebeugten Kniegelenken werden die Oberschenkel auf den Brustkorb gedrückt; dies entspricht der von diesen Kindern gelegentlich spontan eingenommenen Hockerstellung)
- Zufuhr von Sauerstoff (falls vorhanden)
- Gabe von Morphiumsulfat: 0,1 bis 0,2 mg/kg KG s.c. oder i.v.
- Gabe von Propranolol (z. B. Dociton®): 0.2 mg/kg KG intravenös über 4 bis 5 min.
- Ggf. Intubation und Beatmung
- Cave: Kein Digitalispräparat verabreichen!
- Einweisung in eine Kinderklinik

16. Intoxikation/Ingestionsunfall

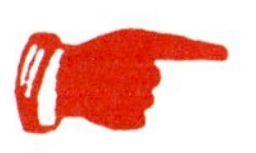

Bei jedem bewußtlosen Kind, bei dem die Ursache der Bewußtlosigkeit nicht bekannt ist, ist auch an das Vorliegen einer Intoxikation zu denken!

Im Kleinkindesalter (Ein- bis Vierjährige) überwiegt die direkt beobachtete oder durch Observierung der Umgebung diagnostizierte akzidentelle „Giftaufnahme" (Ingestionsunfall).
In der BRD wurden 1994 etwa 200 000 akzidentelle Ingestionen, etwa 20 000 Vergiftungen und etwa 2 000 lebensbedrohliche Vergiftungen im Kindesalter sowie 58 Vergiftungstodesfälle im Kindes- und Jugendalter registriert. Bei älteren Kindern (ab dem 10. Lebensjahr) dominieren ursächlich der Medikamentenmißbrauch, der Drogennotfall und der Selbsttötungsversuch!

Aufgenommene Substanzen

- Haushaltsprodukte; Haushaltschemikalien: Äthylalkohol, Benzin/Terpentin, Desinfektionsmittel, chlorierte Kohlenwasserstoffe (z. B. Fleckenreiniger, Lösungsmittel, Metallreiniger, Verdünner), Laugen (z. B. Kanalisations-, Rohr- und Waschbeckenreiniger), Nitrite (z. B. Entroster), Säuren (z. B. Rost-/Kesselsteinentferner, Herdreiniger), Waschspülmittel (z. B. Geschirrspülmittel)
- Arzneimittel (meist in flüssiger Form)
- Pflanzen / Beeren / Pilze
- Schädlingsbekämpfungsmittel
- Gase (s. Kohlenmonoxidvergiftung)

Ärztliches Vorgehen

Genaue Anamneseerhebung mit gezielten Fragen

- WER? (Alter und Gewicht des Kindes; bei telefonischer Meldung auch Name des Anrufers)
- WAS wurde eingenommen?
- WIEVIEL war es maximal?
- WANN geschah es?
- WIE geht es dem Kind?

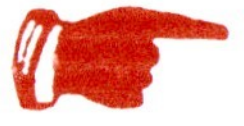

Aufforderung zur Asservierung der Originalpackungen bzw. von Resten des aufgenommenen Stoffes!

Weiteres Vorgehen anhand der so gewonnenen Informationen

Klar erkennbares harmloses Ereignis

- Beruhigende Aufklärung der Angehörigen

Sicher subtoxische Dosis (Bagatellvergiftung)

- Vorstellung in einer Kinderarztpraxis oder in der Ambulanz einer Kinderklinik

Unklarheiten über das Intoxikationsereignis

- Einweisung in eine Kinderklinik

Erkennbare schwerwiegende Intoxikation oder bereits Vorliegen klinischer Zeichen

- Klinikeinweisung unter ärztlicher Begleitung: Auf dem Transport Beobachten, ggf. Sichern der Vitalfunktionen (z. B. Intubation/Beatmung); ggf. Einsatz von Antidoten oder von Maßnahmen, die der primären Giftelimination dienen.

Erstmaßnahmen zur Verhinderung der Giftaufnahme in den Körper

- Entfernen von mit Ätzmitteln oder Insektiziden verunreinigten Kleidungsstücken
- Abspülen benetzter Haut mit Wasser
- Herauswaschen von Giften aus dem Haar mit Seife und Wasser
- Spülen der Augen mit der am schnellsten verfügbaren „neutralen" Flüssigkeit wie Wasser, Mineralwasser, Milch für mindestens 20 bis 30 min bei Verätzungen (s. Kapitel Augenverletzungen)
- Reichlich Wasser, Tee oder Fruchtsäfte (1 bis 2 Gläser bzw. 100 bis 200 ml) zur Verdünnung ingestierter Laugen oder Säuren schluckweise trinken lassen (in den ersten 5 bis 15 Minuten; Verätzungsspuren an Lippe, Zunge oder Mundschleimhaut können fehlen!). Keine Flüssigkeitszufuhr nach Ingestion von starken Mineralsäuren wie Salzsäure, Schwefelsäure, Flußsäure.
- Besteht im konkreten Fall ein Vergiftungsrisiko (eigene Erfahrung; Information durch das befragte Informationszentrum), sind folgende Maßnahmen der primären Giftelimination präklinisch in Erwägung zu ziehen:
  - Verabreichen von Aktivkohle (bei zu erwartender mittelschwerer Vergiftung): bis zu 1 g/kg KG Kohlepulver in 100 ml H_2O aufgeschwemmt oder in Form einer

trinkfertigen Suspension (z. B. Kohle-Pulvis) (ggf. verdünnt mit Coca-Cola, Orangensaft, Schokolademilch)
- Induziertes Erbrechen (bei zu erwartender schwerer bis lebensbedrohender Vergiftung; bei Kindern, die das Trinken der Aktivkohle verweigern): Orale Applikation des Brechmittels Ipecacuanha-Sirup (Rp.: Rad. ipecac. pulv. 7,0, Glycerini 10,0, Sirupi sacchari ad 100,0) (nur wenige Monate haltbar; Sir. Ipecacuanhae SR 90 2 Jahre haltbar; über Internationale Apotheke zu beziehendes Präparat Orpec® 5 Jahre haltbar); Dosierung: im Alter von 9 bis 12 Monaten 10 ml Sirup (keine Wiederholung!), im Alter von 12 bis 24 Monaten 15 bis 20 ml Sirup, bei Kindern über 24 Monate 20 bis 30 ml Sirup (Wiederholungen sind nach 20 min möglich). Flüssigkeitsgabe nach der Einnahme des Sirups.

- Einsatz von Antidota (Antidota, die im präklinischen Bereich Verwendung finden können; s. Tab. 2).

Kontraindikationen für das Auslösen von Erbrechen

- Aufnahme von nicht toxischen Substanzen
- Lebensalter unter 9 Monaten
- Reduzierter Bewußtseinszustand
- Krampfzustand oder Krampfbereitschaft

- Aufnahme von Sedativa in großen Mengen
- Aufnahme von Säuren oder Laugen
- Aufnahme von Benzin und anderen organischen Lösemitteln
- Aufnahme von Kohlenwasserstoffen
- Aufnahme von oberflächenaktiven waschaktiven Substanzen

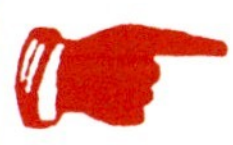

Cave: Kein Auslösen von Erbrechen durch Gabe von Kochsalz!

Telefonnummern einiger Informationszentren für Vergiftungsunfälle (K = Kinderklinik)

Berlin (K) 0 30/1 92 40
Bonn (K) 02 28/2 87 32 11
Braunschweig 05 31/59 50
Erfurt 03 61/73 07 30
Freiburg (K) 07 61/2 70 43 61
Göttingen (K) 05 51/39 62 39
Homburg (K) 0 68 41/16 22 57
Kiel 04 31/5 97 42 68
Ludwigshafen 06 21/50 34 31
Mainz 0 61 31/23 24 66
München 0 89/41 40 22 11
Nürnberg 09 11/3 98 24 51
Wien 0 04 31/40 64 34 30
Zürich 0 04 11/2 51 66 66

Tab. 2: Antidota zur Therapie spezieller Vergiftungen [nach Brockstedt, M.: Der Notarzt, Sonderheft 1 (3) 32 (1996)].

Antidot	Dosierung	Einsatzbereich
Atropin	(0,5)–1–(2) mg i.v. („biologische" Titration)	Alkylphosphat- und Carbamatvergiftung
4-DMAP	3–4 mg/kg KG i.v.	Zyanidvergiftung
Natriumthiosulfat	50–100 mg/kg KG i.v.	Zyanidvergiftung
Calciumglukonat 10 %	0,2–0,5 ml/kg KG i.v.	Vergiftung durch Flußsäure, Fluoride, Magnesiumsalze und Calciumantagonisten
Dexamethasonspray	initial 2–4 Hübe, dann alle 5 min 1 Hub	Brandgase, Reizgase
Toluidinblau	2–4 mg/kg KG i.v.	Methämoglobinämie durch Aniline, Nitrite oder durch Überdosierung von 4-DMAP
Diazepam	a) 2–5–(10) mg rektal oder i.v. b) (0,5)–1 mg/kg KG initial, dann 0,1 mg/kg KG/h als Dauerinfusion	a) ZNS-Symptome (Krampfanfälle) bei Vergiftung mit: Neuroleptika, Antidepressiva, Antihistaminika, Alkaloide (Tollkirsche, Stechapfel, Fliegenpilz) b) Chloroquinvergiftung
Physostigmin	0,02–0,06 mg/kg KG i.v.	ZNS-Symptome bei Vergiftung mit: Neuroleptika, Antidepressiva, Antihistaminika, Alkaloide (Tollkirsche, Stechapfel, Fliegenpilz) u. *Unwirksamkeit von Diazepam*

17. Invagination

Als Invagination bezeichnet man das Einstülpen eines proximalen Darmanteils in einen distalen (meist im Ileozökalbereich). Die Invagination ist die häufigste Ursache einer intestinalen Obstruktion im Alter von 3 Monaten bis 6 Jahren. Das Prädilektionsalter liegt bei 3 bis 36 Lebensmonaten. Das Ereignis betrifft vorwiegend Jungen.

Symptome

- Perakuter Beginn bei zuvor gesundem Kind: schwerste krampfartige Bauchschmerzen, die anfallsweise auftreten
- Aufschreien und Zusammenkrümmen
- Zwischen den Schmerzattacken evtl. beschwerdefreies Intervall
- Erbrechen
- Allmählich Auftreten von Schockzeichen
- Evtl. walzenförmige Masse im rechten Oberbauch tastbar
- Ggf. Blut und Schleim am rektal untersuchenden Finger

Ärztliches Vorgehen

- Bei Verdacht auf das Vorliegen einer Invagination Einweisung in eine Kinderklinik
- Bei typischer Anamnese Klinikeinweisung auch dann, wenn kein charakteristischer abdomineller Tastbefund zu erheben ist

18. Kindesmißhandlung

Kindesmißhandlung ist eine nicht zufällige, bewußte oder unbewußte gewaltsame seelische und/oder körperliche Schädigung, die zu Entwicklungshemmungen, Verletzungen oder sogar zum Tod führen kann und die das Wohl und die Rechte eines Kindes beeinträchtigt oder bedroht.
Kindesmißhandlung kann sich in allen sozialen Schichten ereignen!
In den alten Bundesländern der Bundesrepublik Deutschland werden pro Jahr ca. 1 500 Fälle von Kindesmißhandlung sowie 14 000 Fälle von sexuellem Mißbrauch (1992) angezeigt (hohe Dunkelziffer!).

Symptome

Auf körperliche Mißhandlung hinweisende Symptome

- Multiple Ekchymosen und Hämatome in verschiedenen Abheilungsphasen (besonders an Stamm und Gesäß)
- Hautabschürfungen
- Verbrennungen/Verbrühungen (z. B. durch Zigaretten, Eintauchen mit dem Gesäß in heißes Wasser)
- Bißwunden
- Ausgerissene Haare
- Narben
- Zerrissenes Frenulum der Oberlippe

- Frakturen, die nicht durch das angegebene Trauma zu erklären sind
- Weichteilverletzungen an bedeckten Körperstellen
- Konjunktivale Blutungen/Monokelhämatom
- Vergiftungen
- Schädel-Hirn-Trauma
- Zahnverletzungen
- Ertrinkungsunfall
- Ruptur abdomineller Organe
- „Plötzlicher" Kindstod

Auf Vernachlässigung hinweisende Symptome

- Gedeihstörung
- Schlechtes Wachstum
- Mangelnde Körperhygiene
- Verwahrloste Kleidung
- Fehlende Aufsicht

Auf sexuelle Mißhandlung hinweisende Symptome

- Zerrissene, blutige Unterwäsche
- Juckreiz und Schmerzen im Genitalbereich
- Weichteilverletzungen oder Blutungen im Genitoanalbereich
- Schmerzen beim Sitzen oder Laufen

Auf seelische Mißhandlung hinweisende Symptome

- Eßstörungen
- Schlafstörungen

- Sprachstörungen
- Verhaltensstörungen
- Fehlendes Selbstvertrauen
- Aggressives bzw. überangepaßtes Verhalten
- Ängstlicher, wachsamer Blick des Kindes
- Angst vor den Eltern
- Häufiges Schreien und Schreckhaftigkeit des Kindes
- Psychomotorische Entwicklungsrückstände

Allgemeine Verdachtsmomente

- Hinausgeschobenes Aufsuchen des Arztes
- Wiederholtes Aufsuchen von verschiedenen Ärzten/Notärzten
- Kurzfristiges Aufsuchen des gleichen Arztes
- Inadäquate oder fehlende Erklärungen für Verletzungen
- Verletzungen verschiedenen Alters und frühere Verletzungen

Ärztliches Vorgehen

Immer stationäre Einweisung mit folgenden Zielen:

- Behandlung der körperlichen Folgen der Mißhandlung
- Schutz vor weiteren Mißhandlungen, da die Rezidivgefahr mit möglichen bleibenden körperlichen und seelisch/geistigen Schäden, das Risiko von Verhaltensstörungen und die Mortalität groß sind
- Vertrauensvolle Abklärung als Voraussetzung für eine wirksame Langzeithilfe

Falls keine stationäre Einweisung möglich: Informieren des betreuenden Kinderarztes.

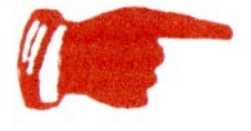

Bei einem Todesfall mit unklarer Kausalität immer Autopsie anstreben!

19. Kohlenmonoxidvergiftung

Kohlenmonoxid ist ein farb-, geschmack- und geruchloses, nicht reizendes Gas (leichter als Luft), das bei der unvollständigen Verbrennung von kohlenstoffhaltigem Material entsteht.
Der Schlüssel zur Diagnose einer Kohlenmonoxidvergiftung ist das Inbetrachtziehen dieser Möglichkeit!
Dies sollte zumindest immer dann geschehen, wenn weitere Familienmitglieder (auch Tiere) in gefährdeten Bereichen (z. B schadhafte Heizsysteme mit schlechter Entlüftung) ähnliche Symptome aufweisen. Weitere Gefährdungsbereiche sind die Umgebung von Brandherden und geschlossene Garagen (Autoabgase).

Symptome: Die klinischen Symptome korrelieren in etwa mit dem Ausmaß der Kohlenmonoxidsättigung des Hämoglobins im Blut

CO-Hb-Spiegel [%]	Symptome/Befunde
10–20	Leichte Kopfschmerzen
20–30	Kopfschmerzen, Übelkeit, Schwindelgefühl, Klopfen in den Schläfen
30–40	Schwere Kopfschmerzen, Schwächegefühl, Erbrechen, Verwirrtsein, Kollaps, Verschwommensehen
40–60	Kollaps, Herzstillstand, Krämpfe, Koma
> 60	Koma, Hypotonie, Tod

Insgesamt handelt es sich hierbei allerdings um für eine Kohlenmonoxidvergiftung unspezifische klinische Symptome!

Ärztliches Vorgehen

- Entfernen des Kindes aus dem Gefahrenbereich
- Falls erforderlich kardiopulmonale Reanimation (s. Kap. 34, Reanimation)
- Bereits bei Verdacht auf eine Kohlenmonoxidvergiftung sofortige Zufuhr von 100 % Sauerstoff über eine dicht sitzende Maske mit Nichtrückatemventil oder über einen endotrachealen Tubus (großzügige Indikationstellung zur Intubation und Beatmung)
- Falls organisatorisch problemlos möglich, sollte die Verlegung in ein Krankenhaus erfolgen, in dem die Möglichkeit zur Durchführung einer hyperbaren Oxygenierung besteht (günstiger Effekt allerdings umstritten)
- Behandlung von Krampfanfällen mit Diazepam:
  Diazepam Desitin® rectal tube zu 5 mg und zu 10 mg: über 4 Monate und unter 15 kg KG (etwa 3 Jahre) 5 mg; über 15 kg KG 10 mg

Diazepam intravenös (z. B. Valium® Roche, Valium® MM Roche): etwa 0,1 bis 0,3 mg/kg KG (langsam 1 mg pro min)

- An das zusätzliche Vorliegen einer Zyanidvergiftung denken.

20. Krupp-Syndrom, akute obstruktive Laryngotracheitis („Pseudokrupp“)

Bei der akuten obstruktiven Laryngotracheitis (Krupp-Syndrom, Croup, Pseudokrupp) handelt es sich meist um eine virale Infektion (Parainfluenzaviren, RS-Viren). Fehlt eine zugrundeliegende virale Infektion, handelt es sich um die meist nachts auftretende Sonderform des sog. „spastischen“ Krupps. Das Prädilektionsalter reicht vom sechsten Lebensmonat bis zum dritten Lebensjahr.
Die entzündliche Schwellung der Submukosa des subglottischen Bereiches verengt den Innendurchmesser des Atemweges, da sich der knorpelige Cricoidring als engste Stelle des Atemweges nicht nach außen ausdehnen kann. Da der Widerstand eines Röhrensystems umgekehrt proportional zur vierten Potenz des Durchmessers ist, kann bereits eine geringe Durchmesserabnahme der Luftröhre eine erhebliche Beeinträchtigung des Atemgasstroms bedingen. Die notwendige Steigerung der Atemarbeit kann schließlich zur Ermüdung führen.
Für die Beurteilung des Schweregrades kann ein „Croup-Score“ (s. Tab. 3) herangezogen werden.

Tab. 3: Croup-Score.

	0	1	2	3
Stridor	Fehlend	Leicht	Mittelgradig in Ruhe	Ausgeprägt in In- und Exspiration oder fehlend bei stark herabgesetzter Belüftung der Lunge
Einziehungen	Fehlend	Leicht	Mittelgradig	Ausgeprägt
Lungen-belüftung	Normal	Leicht einge-schränkt	Mittelgradig eingeschränkt	Stark eingeschränkt
Hautfarbe	Normal	Normal	Normal	Zyanotisch
Bewußtseins-zustand	Normal	Unruhig bei An-sprache	Ängstlich-agitiert, spontan unruhig	Apathisch

Score < 5	Leicht
Score 5–6	Leicht bis mittelschwer (fakultativ stationäre Aufnahme)
Score 7–8	Mittelschwer (immer stationäre Aufnahme)
Score > 8 oder ein klinisches Zeichen der schwersten Kategorie	Schwer (Intensivstation, gegebenenfalls Intubation)

Symptome	▪ Fieber unterschiedlicher Höhe ▪ Heiserkeit ▪ Bellender Husten ▪ Lageunabhängiger inspiratorischer Stridor ▪ Tachypnoe ▪ Zunehmende thorakale Einziehungen ▪ Zyanose
Differentialdiagnose	▪ Laryngotracheitis – Epiglottitis (siehe Tab. 1, S. 46)

Ärztliches Vorgehen

Leichte Form (Croup-Score < 5)

- Beruhigung des Kindes und evtl. der Mutter!
  Ggf. leichte Sedierung mittels Chloralhydrat-Rectiole (0,6 g): Säuglinge 1/2 Rectiole, Kleinkinder 1 Rectiole
- Ausreichende Flüssigkeitszufuhr
- Anfeuchten der Atemluft: warmer Nebel (Badezimmer mit fließend heißem Wasser für etwa 30 min) oder Vernebler oder feuchte Tücher am Bett
- Prednison/Prednisolongabe: Rectodelt® Suppositorien à 100 mg bzw. Klismacort® Rektal Kapsel à 100 mg; Dosierung: etwa 5 bis 20 mg/kg KG 2- bis 3 mal täglich, ggf. zweite Dosis nach 2 bis 4 Stunden (maximal über 2 Tage)
- Häufige und sichere Überwachung

- Für die Eltern: Beschreibung der Symptome, die für eine Zunahme der Atemnot sprechen

Indikationen zur stationären Einweisung (etwa 10 %)

- Für den Unerfahrenen: Jedes Kind mit einem inspiratorischen Stridor

Oder:

- Mittelschwere und schwere Formen (Croup-Score ≥ 5)

Oder:

- Unzureichende häusliche Pflege- und Überwachungsmöglichkeiten

Oder:

- Unzureichende ärztliche Kontrollmöglichkeit

Indikationen zur Intubation (extrem selten erforderlich; nur durch Erfahrene; ansonsten Versuch der Optimierung der Maskenbeatmung auf dem Transport)

- Ausgeprägte Einziehungen

Oder:

- Ausgeprägter in- und exspiratorischer Stridor

Oder:

- Stark reduzierte Belüftung der Lungen

Oder:

- Ermüdung

Oder:

- Zyanose

Oder:

- Bewußtseinsstörung

21. Meningokokkensepsis

Eine Meningokokkensepsis ist die schwerste klinische Verlaufsform einer Meningokokkeninfektion.
Prädilektionsalter: ältere Säuglinge und Kleinkinder.

Symptome

- Fieber bis 40 °C
- Entwicklung eines akuten schweren Krankheitsbildes innerhalb von wenigen Stunden
- Unregelmäßiges, verstreutes Auftreten von stecknadelkopfgroßen Petechien auf der Haut
- Größerwerden der hämorrhagischen Hauteffloreszenzen (Purpura)
- Bewußtlosigkeit
- Klinische Zeichen eines septischen Schocks: Tachykardie (bis 175 Schläge / min bei Kindern zwischen 4 Monaten und 2 Jahren; bis 150 Schläge / min bei Kindern über 2 Jahren); kalte, schlecht durchblutete Haut; Tachypnoe; Hypotonie

Waterhouse-Friderichsen-Syndrom
Schwerste Verlaufsform der Meningokokkensepsis mit foudroyanter Entwicklung eines Endotoxinschocks, massiven Gerinnungsstörungen und Haut- und Schleimhautblutungen

Ärztliches Vorgehen

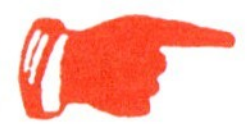

Bei Verdacht auf das Vorliegen einer Meningokokkensepsis auf Grund der charakteristischen klinischen Zeichen, insbesondere der hämorrhagischen Hauteffloreszenzen (Ganzkörperuntersuchung!), sofortiges Einweisen in die nächste Kinderklinik

- Umgebungsprophylaxe (z. B. Haushalt, Kindergarten): Rifampicin 10 mg/kg KG alle 12 Stunden über 2 Tage (4 Dosen); junge Säuglinge: 5 mg/kg KG

22. Offensichtlich lebensbedrohendes Ereignis (ALTE)

Als ALTE (Apparently Life-Threatening Event = offensichtlich lebensbedrohendes Ereignis), ALE (Akut Lebensbedrohendes Ereignis) bzw. als „Fast Plötzlicher Säuglingstod" bezeichnet man das plötzliche Auftreten eines Zwischenfalls, der für den Beobachter den drohenden Tod des Kindes bedeutet. Die Vorgeschichten der betroffenen Kinder unterscheiden sich nicht von denen der Kinder, die am „Plötzlichen Säuglingstod" versterben.

Symptome Plötzliches Auftreten von

- Apnoe
- Zyanose
- Blässe
- Hypotonie

Ärztliches Vorgehen

- Einsetzen ggf. Fortsetzen der von den Eltern bereits begonnenen Reanimationsmaßnahmen
- Stabilisierung der Vitalparameter
- Klinikeinweisung

23. Plötzlicher Kindstod (SIDS = Sudden Infant Death Syndrome)

Als „Plötzlichen Kindstod" bzw. „Säuglingstod" (SIDS / Sudden Infant Death Syndrome) bezeichnet man den plötzlichen und unerwarteten Tod eines normal und gesund erscheinenden Säuglings, bei dem die Todesursache weder durch die Vorbedingungen und Begleitumstände noch durch eine vollständige, adäquate Obduktion einschließlich histologischer, chemisch-toxikologischer und bakteriologischer Untersuchungen hinreichend geklärt werden kann.
Letztendlich liegt dem „Plötzlichen Säuglingstod" wahrscheinlich ein Versagen der zentralnervösen Atemregulation zugrunde.
Häufigstes Vorkommen im zweiten bis vierten Lebensmonat (nur noch 1 % nach dem ersten Lebensjahr) während des nächtlichen Schlafes (0^{00} bis 6^{00}).

Dispositionen

- Frühgeburtlichkeit
- Schlechter sozialer Status der Mutter
- Intrauterine Probleme
- Postpartale Probleme

Risikofaktoren

- Nichtstillen
- Rauchen während der Schwangerschaft und nach der Geburt
- Überwärmung
- Bauchlage

Ärztliches Vorgehen

- Feststellen des Todes/Leichenschau: Sorgfältige äußere Untersuchung des entkleideten Kindes; rektale Temperaturmessung
- Einfühlsames Gespräch mit den verzweifelten Eltern
- Immer Autopsie anstreben!
  Regional sehr unterschiedliche Realisierungsmöglichkeiten. Zu bevorzugen ist eine „freiwillige“ Obduktion.
- Ausstellen der Todesbescheinigung: Todesursache „nicht aufgeklärt“/Todesursache „ungeklärt“/„nicht natürlicher Tod“
- Weitere psychologische Betreuung der Angehörigen/Abschied nehmen lassen vom Kind
- Sorgfältige Dokumentation

24. Rauchinhalation

Eine Rauchinhalation kann über die Hitzeeinwirkung (meist oberhalb des Larynx) und/oder über Rußpartikel (Larynx bis Hauptbronchus) und/oder durch die Effekte der bei einer Verbrennung entstehenden schädlichen chemischen Substanzen wie Schwefeldioxid, Nitro-Gase, Zyanwasserstoff, Chlorwasserstoff, Acetaldehyd (Atemwege und Lungenparenchym) zur Schädigung der Atemwege (Obstruktion) und des Lungenparenchyms führen. Hautverbrennungen brauchen dabei nicht vorzuliegen.
An eine Rauchinhalation muß immer dann gedacht werden, wenn sich ein Brand in geschlossenen Räumen abspielte. Bei Bränden sterben etwa 80 % der Todesopfer nicht an den Verbrennungen, sondern infolge von Rauch- bzw. Brandgasinhalation.
Darüber hinaus besteht bei jedem Kind mit einer Rauchinhalation auch der Verdacht auf eine zusätzliche Kohlenmonoxidvergiftung (s. Kap. 19).

Symptome

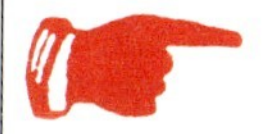

Die klinischen Zeichen sind sehr variabel. Oft besteht nach leichten initialen Symptomen ein etwa achtstündiges, längstens 24 stündiges symptomfreies Intervall.

- Verbrennungen im Bereich des Kopfes und des Halses
- Verbrennung um den Mund/angesengte Nasenhaare
- Ruß im Pharynx
- Erythem in Mundhöhle und Pharynx

- Husten/rußiges Sputum
- Heiserkeit/Stridor
- Verstärkte Sekretbildung
- Giemen/Rasselgeräusche
- Abgeschwächtes Atemgeräusch
- Atemnot/Zyanose
- Bewußtseinsstörung/sonstige neurologische Auffälligkeiten
- Lungenödem/Hämoptoe

Ärztliches Vorgehen

- Entfernen des Kindes aus der kontaminierten Umgebung
- Ggf. kardiopulmonale Reanimation
- Sammeln von Informationen über Ort und Art des Brandes (z. B. involviertes Material) sowie Dauer der Rauchexposition
- Zufuhr von 100 % Sauerstoff über eine dicht sitzende Maske mit Nichtrückatemventil
- Dexamethason lokal: z. B. Auxiloson®-Dosier Aerosol sofort 5 Hübe à 0,125 mg; danach 2 Hübe alle 5 bis 10 min
- Endotracheale Intubation bei Atemwegsobstruktion, Hypoventilation/Apnoe, schwerem Lungenödem oder Bewußtlosigkeit (eher großzügige Indikation)
- Stationäre Einweisung aller Kinder, die sich in der unmittelbaren Nähe eines Brandes aufhielten. Beobachtung über mindestens 24 Stunden.

25. Sonnenstich

Beim Sonnenstich handelt es sich um eine Enzephalopathie mit intrakranieller Drucksteigerung, Liquoreiweißvermehrung und Blutungsneigung als Folge längerer Sonneneinstrahlung des unbedeckten Kopfes.
Prädilektionsalter: Säuglinge und Kleinkinder.

Symptome

- Hochroter, heißer Kopf
- Unruhe
- Benommenheit
- Schwindel, Übelkeit, Erbrechen
- Kopfschmerzen
- Meningismus
- Kreislaufkollaps
- Bewußtlosigkeit
- Krampfanfälle

Ärztliches Vorgehen

In leichteren Fällen bei älteren Kindern

- In kühler Umgebung flach lagern mit angehobenem Kopf
- Äußere Kühlung mit feuchten, kalten Tüchern

Bei Säuglingen und Kleinkindern sowie in allen schweren Fällen

- Stationäre Einweisung

26. Stromunfall/Elektrounfall

Stromunfälle sind die Folge des Kontaktes mit Niederspannungskabeln (meist Kleinkinder: z. B. „Nuckeln" oder Kauen an bzw. auf elektrischen Kabeln; Spielen mit elektrischen Geräten) oder mit Hochspannungsleitungen (meist ältere Kinder).
Das Ausmaß der Verletzung hängt von der Stromstärke (Ampere) des den Körper durchlaufenden Stroms und der Dauer des Stromkontaktes ab. Die Stromstärke wird dabei von der Stromspannung und vom Widerstand der Haut sowie des übrigen Körpergewebes bestimmt (letzterer ist bei Kindern wegen deren hohem Gehalt an Körperwasser gering).
Besonders gefährdet sind das Herz (Rhythmusstörung) und das zentrale und periphere Nervensystem (Ödembildung in Gehirn und Rückenmark).

Man unterscheidet

- den leichten Stromschlag („Einen gewischt bekommen")
- den mittelschweren Stromschlag
- den schweren Stromunfall

Symptome (mittelschwerer Stromschlag)

- Kurzdauernder Bewußtseinsverlust
- Herzklopfen
- Hitzegefühl
- Übelkeit
- Parästhesien
- Tremor
- Schweißausbruch

- Lähmungsgefühl in Armen und/oder Beinen
- Thoraxschmerz

Symptome (schwerer Elektrounfall)

- Gravierende kardiale Symptome: Kammerflimmern; Asystolie
- Atemstillstand
- Neurologische Symptome: z. B. Bewußtlosigkeit; Verwirrtheit; Krampfanfälle; Sehstörungen; Taubheit; sensorische Ausfälle; Hemiplegie
- Thermische Schädigungen der Haut („Strommarken", Ein- und Austrittsstellen des Stroms) und tiefergelegener Gewebe (ausgedehnte tiefe Nekrosen im Bereich der Muskulatur und der inneren Organe)

Auch die sofort auftretenden **kardialen** Symptome sind abhängig von der Stromstärke:

Niederspannungsunfälle (weniger als 1000 V)

- Stromstärke < 25 mA: keine Schädigung des Herzens
- Stromstärke 25 bis 80 mA: fast immer reversible Reizbildungs- und Reizleitungsstörungen unterschiedlicher Art; selten Asystolie oder Kammerflimmern
- Stromstärke > 80 mA: meist Kammerflimmern; seltener Asystolie

Hochspannungsunfälle (mehr als 1000 V; > 5 A) (im Kindesalter selten)

- Kammerflimmern

Blitzschlag (mehr als 100 000 V)

- Asystolie; Kammerflimmern

Ärztliches Vorgehen

- „Technische Rettung“
  Niederspannungsunfall: Unterbrechen des Stromkreises (Entfernen der Sicherung; Abschalten des Gerätes; Herausziehen des Netzsteckers; Wahl eines isolierten Standorts)
  Hochspannungsunfall: Unterbrechen des Stromkreises nur durch den Fachmann; Eigengefährdung ausschließen!
- Beurteilung der Vitalfunktionen (Bewußtsein; Atmung; Kreislauf)
- Bei Herz- und/oder Atemstillstand: Sofortiger Beginn entsprechender Reanimationsmaßnahmen (langandauernde Bemühungen!) (s. Kapitel 34, Reanimation)
- Stabilisierung der gesamten Wirbelsäule (z. B. Schleudertrauma im Bereich der Halswirbelsäule!)
- Situationsgerechte klinische Untersuchung (Neurologie; periphere Pulse; orale Verbrennungen/Ödeme; Verletzungen der Brustwand; abdominelle Überblähung; Augen- bzw. Ohrenverletzungen; Hautverletzungen)
- Kontinuierliche EKG-Überwachung
- Legen eines intravenösen Zugangs und Zufuhr von „Erhaltungsflüssigkeit“
- Bei ausgedehnten Hautverbrennungen und/ oder Nekrosen im Bereich der Muskulatur

und anderer tiefer gelegener Gewebe bzw. beim Vorliegen eines andersartig verursachten hypovolämischen Schockzustandes: adäquate Flüssigkeitszufuhr, z. B. in Form von Ringer-Laktat (Cave: Hirnödem!)

- Ausreichende Analgesie und Sedierung: z. B. Ketamin 0,5 bis 1,0 mg/kg KG i.v. bei Bedarf alle 5 Minuten; Fentanyl 0,003 bis 0,007 mg/kg KG i.v.; Morphin 0,05 mg/kg KG i.v.; Diazepam 0,1 bis 0,3 mg/kg KG i.v.
- Ggf. antikonvulsive Therapie: z. B. Diazepam, etwa 0,2 bis 0,4 mg/kg KG langsam intravenös; Diazepam rektal (z. B. Diazepam Desitin® rectal tube zu 5 mg und zu 10 mg): über 4 Monate und unter 15 kg KG (etwa 3 Jahre) 5 mg; über 15 kg KG 10 mg; bei prolongiertem Krampfanfall Phenobarbital, 15 bis 20 mg/kg KG intravenös
- Anlegen eines trockenen, sauberen Verbandes auf Verbrennungswunden
- Versorgen von evtl. vorhandenen Begleitverletzungen (Sturz-, Schlag- oder Fallfolgen!) oder indirekten Traumata durch Muskelkontrakturen (z. B. Frakturen, Luxationen)
- Klinikeinweisung in das nächstgelegene, geeignete Krankenhaus (nach Hochspannungsunfällen und nach Niederspannungsunfällen mit nachfolgenden Rhythmusstörungen unter ärztlicher Begleitung)

27. Synkope

27.1 Vasovagale Synkope

Starke Emotion (Blutsehen; Ekel), Schreck, Angst, Schmerz, Hitze oder Kälte können innerhalb von Sekunden zu einem akuten Blutdruck- und Herzfrequenzabfall führen. Meist sind Kinder jenseits des 10. bis 12. Lebensjahres betroffen.

Symptome

- Gesichtsblässe
- Bewußtlosigkeit
- Zusammensinken
- Kurze tonische Kontraktionen von Gesichts-, Stamm- und Extremitätenmuskeln in 50 %
- Ggf. Blickdeviation
- Rasches Erholen

Ärztliches Vorgehen

- Horizontale Lagerung / Hochlagern der Beine
- Beruhigung der Eltern

27.2 Orthostatische Dysregulation

Unter orthostatischer Dysregulation versteht man das Unvermögen des Organismus, sofort und anhaltend durch Anpassen der Blutgefäße auf eine Lageänderung so zu reagieren, daß ein Abfall des Blutdrucks vermieden wird. Betroffen können Jungen und Mädchen im Alter von 6 bis 17 Jahren sein.

Symptome:

- Schwarzwerden vor den Augen
- Bewußtlosigkeit
- Muskulärer Tonusverlust
- Zusammensinken
- Rasche Erholung

Ärztliches Vorgehen

- Horizontale Lagerung / Hochlagern der Beine („Selbstheilung“)
- Beruhigung der Eltern

28. Paroxysmale supraventrikuläre Tachykardie

Unter Paroxysmaler supraventrikulärer Tachykardie versteht man das anfallsweise Auftreten einer hochfrequenten Herztätigkeit, die einen supraventrikulären Erregungsursprung hat. Prädilektionsalter: Säuglinge (Erstmanifestation zu 50 % im ersten Lebensjahr). Diese Diagnose kann allein durch das Auskultieren des Herzens gestellt werden!

Symptome

Säuglinge
zunächst: Uncharakteristische Symptome wie

- Plötzliche Unruhe
- Anhaltendes Schreien
- Trinkunlust
- Erbrechen

Nach 6 bis 24 Stunden:

Zeichen der akuten Herzinsuffizienz wie

- Blaßgraues Aussehen
- Tachypnoe
- Dyspnoe
- Somnolenz
- Hepatomegalie
- Ggf. Fieber

Herzfrequenz: 220 bis 320 Schläge/min

Ältere Kinder

- Subjektives Empfinden von akut aufgetretenem Herzrasen
- Nach längerer Dauer Schwindelgefühl, evtl. „Herzstechen“, Blässe, Müdigkeit

Herzfrequenz: 150 bis 250 Schläge/min

Ärztliches Vorgehen

Bei Säuglingen

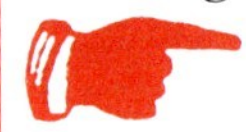

Säuglinge mit Erstmanifestation einer Paroxysmalen supraventrikulären Tachykardie mit und ohne Zeichen der Herzinsuffizienz müssen immer sofort in eine Kinderklinik eingewiesen werden. Versuche der Vagusstimulation müssen unterbleiben.

Bei älteren Kindern

Anwendung von Verfahren, die eine reflektorische Erhöhung des Vagotonus bewirken:

- Einseitiger Druck auf den Karotissinus (nicht länger als 20 bis 30 Sekunden)
- Valsalva-Preßversuch im Liegen: „Aufblasenlassen“ des Abdomens (z. B. langsames Aufblasen eines Luftballons), dann Druck von außen auf das Abdomen für 20 bis 30 Sekunden durch Arzt
- Provokation von Erbrechen mittels Spateldruck auf die Zunge

- Trinkenlassen von kaltem, möglichst kohlensäurehaltigem Wasser
- Eintauchen des Gesichtes in Eiswasser oder Aufbringen eines Eisbeutels auf das Gesicht („Diving-Reflex“)

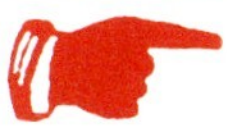

Falls obige Maßnahmen erfolglos sind und die Tachykardie über 30 min anhält, Einweisen in eine Kinderklinik!

29. Verbrühung/Verbrennung

Verbrühungen/Verbrennungen werden durch die Einwirkung von thermischer Energie auf die Haut und auf andere Gewebe hervorgerufen. In den ersten fünf Lebensjahren handelt es sich dabei meist um Verbrühungen mit heißen Flüssigkeiten (in etwa 80 %).
Der Schweregrad einer Verbrühung/Verbrennung wird durch deren Flächenausdehnung und Tiefenausdehnung sowie durch die Lokalisation der betroffenen Hautoberfläche bestimmt.

Ärztliches Vorgehen

Sofort

- Wenn erforderlich: Stabilisierung von Atmung und Kreislauf (ggf. Reanimation)
- Kaltwasserbehandlung (Wassertemperatur etwa 20 bis 25 °C) der verbrühten/verbrannten Körperregion innerhalb der ersten 20 (–45) Minuten nach dem Unfallereignis (Duschen; Übergießen; Eintauchen; kalter Spray), Dauer bis zur Schmerzfreiheit bzw. bis zu maximal 15 Minuten
  Cave: Unterkühlung von Säuglingen durch zu lange Kaltwasserbehandlung vermeiden
- Ggf. Gabe eines Analgetikums durch die Ersthelfer bei Kaltwasserbehandlung: z. B. Talvosilen® (Supp.: Kleinkinder 250 mg;

Schulkinder 500 mg; Saft: Kleinkinder 2,5 ml; Schulkinder 5 ml)

- Entfernen von nicht festgebrannten Kleidern
- Bedecken von Wunden mit sauberen Tüchern
  Cave: Keine Salben, Jod, Puder oder Verbände!
- Abschätzen des Grades der Verbrennung und der Ausdehnung der betroffenen Körperoberfläche (Tab. 4, 5, Abb. 4)

Indikationen für stationäre Behandlung

- Säuglinge und Kleinkinder: 5 bis 10 % (Grad II) betroffene Körperoberfläche
  2 bis 5 % (Grad III) betroffene Körperoberfläche
- Schulkinder: 5 bis 15 % (Grad II) betroffene Körperoberfläche
  2 bis 5 % (Grad III) betroffene Körperoberfläche

Indikationen für intensivmedizinische Behandlung

- Säuglinge: über 10 % (Grad II) betroffene Körperoberfläche
  über 5 % (Grad III) betroffene Körperoberfläche
- Kleinkinder und Schulkinder: über 15 % (Grad II) betroffene Körperoberfläche
  über 5 % (Grad III) betroffene Körperoberfläche

Und/oder:
- Beteiligung bestimmter Körperregionen wie Gesicht, Hände, Füße, Damm

Und/oder:
- Verdacht auf Inhalation von Rauch

Und/oder:
- Verbrennung durch elektrischen Strom

Und/oder:
- Zusätzliche Verletzungen/Erkrankungen

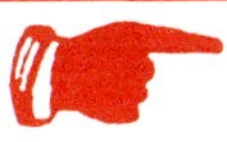

- Transport in nächstgelegenes Krankenhaus immer unter strenger Beaufsichtigung; Auskühlung vermeiden
- Nach Initialbehandlung und Stabilisierung ggf. sekundäre Verlegung in ein Behandlungszentrum für schwer brandverletzte Kinder
- Atemwege sichern (ggf. elektive Intubation, wenn Gesichts- und Halsbereich betroffen; großzügige Indikationsstellung zur Intubation beim Vorliegen eines Inhalationstraumas)
- Anlegen eines venösen Zugangs (vorzugsweise im Bereich der oberen Extremitäten)
- Analgetikum (Ketamin 0,5 bis 1,0 mg/kg KG i.v., bei Bedarf alle 5 Minuten; Fentanyl 0,003 bis 0,007 mg/kg KG i.v.; Morphin 0,05 mg/kg KG i.v.)
- Infusionsbehandlung (wenn Transport länger als 30 Minuten; bei über 10–15 % verbrühte/verbrannte Körperoberfläche): Ringer-Laktat etwa 15 bis 25 ml/kg KG/h

Tab. 4: Gradeinteilung der Verbrennung nach der Tiefenausdehnung

	Grad I	Grad II	Grad III
Ursache	Sonne, kurze Stichflamme	Heiße Flüssigkeit, Flammen	Offenes Feuer, langer Kontakt mit heißem Material, Strom
Oberfläche	Ggf. Schwellung; trocken	Blasenbildung; nässend	Trocken (thrombosierte Gefäße) oder nässend
Farbe	Rot	Rot, gesprenkelt	Weiß oder rot
Empfindung	Schmerzhaft	Sehr schmerzhaft	Schmerzlos

Tab. 5: Relativer Anteil einzelner Körperabschnitte an der Gesamtkörperoberfläche (KOF) bei Kindern jünger als 8 Jahre (Faustregel)

Kopf und beide Arme	etwa 30 % der KOF
Rumpf	etwa 30 % der KOF
Beide Beine	etwa 30 % der KOF

Weitere Faustregel:
Handfläche (einschließlich Finger) eines Kindes entspricht etwa 1 % der KOF

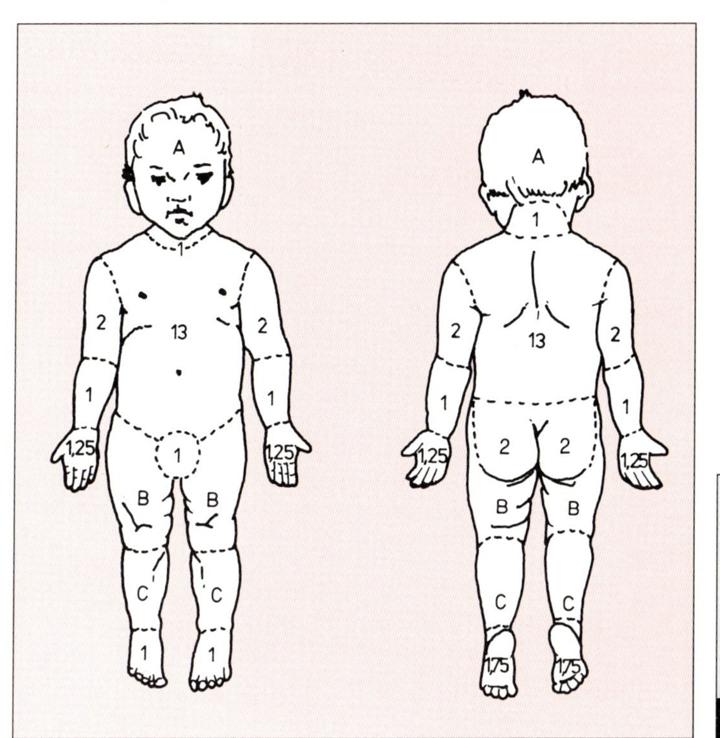

Körperregion	Alter (Jahre)		
	0	1	5
A (50 % des Kopfes)	9,5 %	8,5 %	6,5 %
B (50 % eines Oberschenkels)	2,75 %	3,25 %	4 %
C (50 % eines Unterschenkels)	2,5 %	2,5 %	2,75 %

Abb. 4: Anteil einzelner Körperabschnitte an der Gesamtkörperoberfläche (in Prozent). Die mit Buchstaben A, B und C bezeichneten Flächen sind altersabhängig.

Krankenhäuser für schwer brandverletzte Kinder

Zentrale Anlaufstelle für die Vermittlung von Betten für Schwerbrandverletzte
Tel. 0 40/28 82-39 98 bzw. 0 40/28 82-39 99
Fax 0 40/24 86 56 47

Kinderchirurgische Universitätsklinik im Klinikum der Stadt Mannheim
Theodor-Kutzer-Ufer
68167 Mannheim
Tel. 06 21/38 31

Städt. Krankenhaus München-Schwabing
Kölner Platz 1
80804 München
Tel. 0 89/3 06 81

Ludwig-Maximilians-Universität Klinikum Innenstadt
Dr. von Haunersches Kinderspital
Lindwurmstraße 4
80337 München
Tel. 0 89/5 16 00

Krankenhaus Am Urban
Krankenhausbetrieb von Berlin-Kreuzberg
Örtlicher Bereich
Dieffenbachstr. 1
10967 Berlin
Tel. 0 30/69 71

Kinderkrankenhaus Wilhelmsstift
Liliencronstr. 130
22149 Hamburg
Tel. 0 40/67 37 70

Kinderkrankenhaus Park-Schönfeld
Frankfurter Str. 167
34121 Kassel
Tel. 05 61/9 28 50

Krankenhäuser für schwer brandverletzte Kinder (Forts.)

Kinderkrankenhaus
Auf der Bult
Kinderchirurgische
Abteilung
Janusz-Korczak-Allee 12
30173 Hannover
Tel. 05 11/8 11 50

Kinderchirurgische Klinik
des Städt. Kinderkranken-
hauses Köln, Akademisches
Lehrkrankenhaus der
Universität Köln
Amsterdamer Str. 59
50735 Köln
Tel. 02 21/7 77 41

St. Josefs Hospital
Universitätskinderklinik
Alexandrinenstr. 5
44791 Bochum
Tel. 02 34/50 96 00

Marienhospital Hamm
Kinderklinik St. Elisabeth
Nordenwall 22
59065 Hamm
Tel. 0 23 81/18 13 00

Klinikum der Johannes-
Gutenberg-Universität
Kinderklinik
Langenbeckstr. 1
55131 Mainz
Tel. 0 61 31/17 27 86

Universität Leipzig
Klinik für Kinderchirurgie
Oststr. 21–25
04317 Leipzig
Tel. 03 41/9 72 64 00

Universitätsklinikum
Carl Gustav Carus
Klinik für Kinderchirurgie
Fetscherstr. 74
01307 Dresden
Tel. 03 51/45 80

Medizinische Fakultät der
Martin-Luther-Universität
Halle-Wittenberg
Klinik für Kinderchirurgie
Ernst-Grube-Str. 40
06120 Halle
Tel. 03 45/55 70

Krankenhäuser für schwer brandverletzte Kinder (Forts.)

St. Barbara-Krankenhaus
Halle
Barbarastr. 2a–5
06110 Halle
Tel. 03 45/4 82 50

Klinik für Kinderchirurgie der Medizinischen Universität Lübeck Klinik 9
Ratzeburger Allee 160
22356 Lübeck
Tel. 04 51/50 00

Klinikum Erfurt GmbH
Nordhäuser Str. 74
99089 Erfurt
Tel. 03 61/7 81 12 00/
7 81 12 01

Klinikum der Stadt Gera
Straße des Friedens 122
07548 Gera
Tel. 03 65/82 80

In der Schweiz:
Kinderchirurgische Universitätsklinik
Verbrennungsstation
Steinwiesstr. 75
8032 Zürich
Tel. 01/2 66 71 11 bzw. 2 66 74 58

30. Isoliertes Schädel-Hirn-Trauma

Unter einem Schädel-Hirn-Trauma versteht man eine Verletzung der Kopfhaut, der Schädeldecke und/oder des Schädelinhalts, insbesondere des Gehirns. Die daraus resultierenden Schäden können in primäre und sekundäre unterteilt werden.
Primäre Schäden sind Schädigungen von Hirngewebe und Blutgefäßen, die im Moment des Traumas eintreten und die therapeutisch nicht angehbar sind.
Sekundäre Schäden sind Schädigungen des Nervengewebes, die durch Prozesse wie Ischämie, Hypoxie und Ödem verursacht werden, die zwar durch das Trauma initiiert, aber erst Stunden bis Tage später klinisch manifest werden, und die durch den frühzeitigen Einsatz adäquater therapeutischer Maßnahmen möglicherweise vermeidbar sind.

Symptome/Befunde

- Bewußtseinsstörung: Der Grad der Bewußtseinsstörung kann mit Hilfe des z. T. altersadaptierten Glasgow-Coma-Score (Tab. 6) beurteilt werden.
- Skalpverletzungen
- Schädelfrakturen
- Kiefer- und Gesichtsverletzungen
- Blutungen (Monokelhämatom, Ohr)
- Liquorrhoe (Nase, Ohr)
- Weitere neurologische Störungen (Paresen, Pupillenveränderungen, Krampfanfälle)

- Unzureichende Spontanatmung bis hin zur Apnoe
- Instabile Kreislaufverhältnisse bis hin zum manifesten Schock (z. B. „Neurogener Schock“)

Ärztliches Vorgehen

Beurteilung der Vitalfunktionen (Bewußtsein; Atmung; Kreislauf)

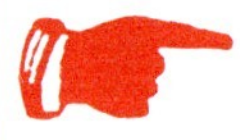

Absolute Priorität haben das Vermeiden bzw. das Beheben einer arteriellen Hypotension (bei älteren Kindern systolischer Blutdruck < 90 mm HG) und/oder einer Hypoxie (Apnoe; Zyanose)

Glasgow-Coma-Scale ⩽ 7 (schweres Schädel-Hirn-Trauma)

Z. B. kein Öffnen der Augen, keine verbale Reaktion und keine gezielte Abwehrbewegung auf einen Schmerzreiz

Sofortige orotracheale Intubation

- Tubusgröße entspricht der Weite eines Nasenlochs
- Beim Vorliegen eines Schädel-Hirn-Traumas bei der Intubation immer an mögliche zusätzliche Halswirbelsäulenverletzungen denken (s. Kapitel 32 Rückenmarksverletzung); Reklination des Kopfes um nicht mehr als 10 bis 15°

- Tief bewußtlose Kinder können ohne Vorgabe von Medikamenten intubiert werden

Ggf. Koniotomie (Cricothyroidotomie)
Z. B. beim Vorliegen schwerer Gesichtsverletzungen (z. B. Melker Emergency Cricothyrotomy Catheter Sets 3,5 mm)

Beatmung mit dem Ziel einer leichten Hyperventilation

- FiO_2: 1,0
- Beatmungsfrequenz: 20/min bei Schulkindern, 24/min bei Kleinkindern
- PEEP: 5 cm H_2O
- Atemzugvolumen: 1- bis 1,5faches des Normalen (entspricht etwa dem gut sichtbaren Heben des Thorax)

Stabilisierung des Kreislaufs
Ziel: Blutdruckwerte im altersentsprechenden Normbereich (s. S. 167) (bei älteren Kindern: arterieller Mitteldruck > 70 bis 90 mm Hg) bzw. gut zu tastende periphere Pulse
Initial

- Volumengabe: In Abhängigkeit von der akuten Kreislaufsituation 5 bis 10 bis 20 ml/kg KG Ringer-Laktat bzw. physiologische Kochsalzlösung oder HAES® 6 %

Bei Nichtansprechen auf Volumengabe und fehlender Blutungsquelle

- Dopamin (5 bis 20 µg/kg KG/min) als intravenöse Infusion

Legen einer oralen Magensonde

Lagerung

- Oberkörperhochlagerung um 20 bis 30°, falls stabile Kreislaufverhältnisse vorliegen
- Kopf mit Sandsäcken in Mittelstellung fixieren; Halsstützkragen
- Auf möglicherweise vorliegende Halswirbelsäulenverletzung achten (s. Kapitel Rückenmarksverletzung)

Hirnödemprophylaxe

- Dexamethason (Fortecortin®) (2 mg/kg KG) i.v.

Beim Auftreten von Krampfanfällen

- Diazepam (0,1 bis 0,3 mg/kg KG) intravenös

Oder:

- Phenobarbital (15 bis 20 mg/kg KG) intravenös

Glasgow-Coma-Scale > 7

Mindestens Augenöffnen und gezielte Abwehrbewegungen auf einen Schmerzreiz

Legen einer venösen Verweilkanüle

- Erhaltungsinfusion mit z. B. Ringer-Laktat

Lagerung

- Seitlagerung mit angehobenem Oberkörper (20 bis 30°) bei fehlendem Verdacht auf Halswirbelsäulenverletzung

Überwachung (Bewußtsein; Atmung; Kreislauf)

Intubation

- Bei gestörter Atemtätigkeit
- Bei schwerer Gesichts-, Hals- oder Thoraxverletzung
- Bei Kreislaufinstabilität (systolischer Blutdruck 20 mm Hg unter dem Normbereich)
- Prophylaktisch für den Transport

Intubationsmedikamente

- Atropin: 0,01 mg/kg KG i.v.
- Thiopental (Trapanal®): 3 bis 5 mg/kg KG i.v.

Oder bei schlechten Kreislaufverhältnissen:

- Ketamin (Ketanest®): 1,0 bis 2,0 mg/kg KG i.v.
- Diazepam bzw. Midazolam: 0,1 mg/kg KG i.v.

Muskelrelaxantien

- Succinylcholin (Pantolax®): 1,0 bis 2,0 mg/kg KG i.v.

Oder:

- Vecuronium (Norcuron®): 0,1 bis 0,2 mg/kg KG i.v.

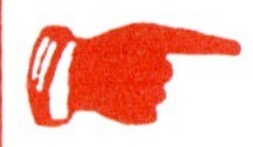

Jedes Kind mit einem Schädel-Hirn-Trauma muß in die Klinik eingewiesen werden.

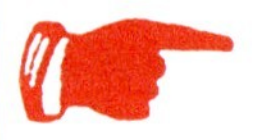

Beim Vorliegen eines schweren Schädel-Hirn-Traumas muß ein qualifizierter Transport in ein vorinformiertes Schwerpunktkrankenhaus erfolgen, das über eine neurotraumatologische Abteilung verfügt.

Tab. 6: Glasgow-Coma-Scale.

Augenöffnen	4 Spontanes Augenöffnen	
	3 Augenöffnen nach Anruf	
	2 Augenöffnen auf Schmerzreiz	
	1 Kein Augenöffnen	
Verbale Antwort	> 24 Monate	< 24 Monate
	5 Spricht verständlich, ist orientiert	5 Fixiert, verfolgt, erkennt, lacht
	4 Ist verwirrt, spricht unzusammenhängend, ist desorientiert	4 Fixiert und verfolgt inkonstant, erkennt nicht sicher, lacht nicht situationsbedingt
	3 Antwort inadäquat, Wortsalat	3 Nur zeitweise erweckbar, trinkt und ißt nicht
	2 Unverständliche Laute	2 Ist motorisch unruhig, jedoch nicht erweckbar
	1 Keine verbalen Äußerungen	1 Tief komatös, kein Kontakt zur Umwelt; keine visuell, akustisch oder sensorisch ausgelöste motorische Reizbeantwortung
Motorische Antwort	6 Befolgt motorische Aufforderungen prompt	
	5 Gezielte Abwehr eines Schmerzreizes möglich	
	4 Ungezielte Bewegungen auf Schmerzreize	
	3 Flexion aller 4 Extremitäten auf Schmerzreize	
	2 Extension aller vier Extremitäten auf Schmerzreize (Dezerebrationshaltung)	
	1 Keine motorische Antwort auf Schmerzreize	

31. Thoraxtrauma

Etwa 15 bis 20 % aller schwerverletzten verunfallten Kinder weisen auch ein meist stumpfes Thoraxtrauma auf.
Wegen der ausgeprägten Verformbarkeit des Thorax sind im Kindesalter Rippenfrakturen eher selten. Dies bedingt aber, daß die einwirkende Energie in hohem Maße auf die intrathorakalen Strukturen weitergeleitet wird und dort zu z. T. erheblichen Verletzungen führen kann.
Die wichtigsten Verletzungsfolgen eines Thoraxtraumas sind:

- Offene Thoraxverletzung
- Spannungspneumothorax
- Massiver Hämatothorax
- Herzbeuteltamponade
- Instabiler Thorax
- Tracheobronchialer Einriß
- Lungenkontusion
- Lungenhämatom
- Myokardkontusion.

Symptome

Allgemeine Symptome

- Beeinträchtigung der Atmung in unterschiedlichem Ausmaß
- Kreislaufinstabilität (Beeinträchtigung der Herzfunktion bzw. intravasaler Volumenmangel)
- Ggf. Herzatemstillstand (Folge des Polytraumas oder der intrathorakalen Verletzung)

Symptome in Abhängigkeit vom zugrundeliegenden Schädigungsmuster

Offene Thoraxverletzung

1. Ausgedehnter Thoraxwanddefekt mit Luftein- und -austritt

- Charakteristisches Geräusch ein- und ausströmender Luft
- Dyspnoe/Tachypnoe/Zyanose
- Schmerzen
- Gestaute Halsvenen

2. Umschriebene Verletzungen

- Ggf. Symptome des Spannungspneumothorax
- Ggf. Symptome des Hämatothorax

Spannungspneumothorax

- Dyspnoe/Nasenflügeln/Tachypnoe/Zyanose
- Schmerzen
- Abgeschwächtes Atemgeräusch/Hypersonorer Klopfschall
- Einseitig fehlende Thoraxbeweglichkeit
- Gestaute Halsvenen
- Tachykardie/Hypotonie/Schock

Hämatothorax

- Ggf. zusätzlich zu den Symptomen des Pneumothorax Tachykardie/Hypotonie/Schock

Herzbeuteltamponade

- Gestaute Halsvenen
- Abgeschwächte Herztöne
- Schwere Hypotonie/Schock

Instabiler Thorax

- Dyspnoe/Tachykardie/Zyanose
- Paradoxe Atembewegungen des instabilen Anteils
- Schmerzen
- Krepitation von Rippenfrakturen
- Ggf. Schock

Tracheobronchialer Einriß

Ggf. zusätzlich zu den Symptomen des Pneumothorax:

- Stridor
- Hämoptoe
- Hautemphysem

Ärztliches Vorgehen

Beurteilung der Vitalfunktionen

- Beim Vorliegen eines Herzatemstillstandes sofortiger Beginn von Reanimationsmaßnahmen
- Das apnoische bzw. zyanotische Kind muß sofort nach Freimachen der Atemwege über eine Maske mit einem Beatmungsbeutel mit (sofern vorhanden) 100 % Sauerstoff beatmet werden.
  Alsbaldige Intubation (s. Kapitel 33, Polytrauma)
- Bei ausbleibender Besserung der respiratorischen Insuffizienz nach Intubation unter mechanischer Beatmung Legen einer Pleuradrainage unter der Annahme des Vorliegens eines Spannungspneumothorax bzw. Spannungshämatopneumothorax (Seitenlokalisation auf Grund der klinischen Situation; ggf. auch beidseits)
- Kreislaufstabilisation (s. Kapitel 33, Polytrauma)
- Falls vorhanden, Überwachung mittels Pulsoxymeter und EKG
- Transport in die nächste geeignete Klinik unter Überwachung der Vitalfunktionen und unter Fortsetzen der ggf. eingeleiteten therapeutischen Maßnahmen

Verletzungsspezifische therapeutische Maßnahmen

Offene Thoraxverletzung

1. Ausgedehnter Thoraxwanddefekt

- Intubation (z. B. Ketamin 1,0 bis 2,0 mg/kg KG i.v. und Diazepam 0,1 mg/kg KG i.v.)
- Beatmung (FiO_2: 1,0; Beatmungsfrequenz: 24mal/min bei Kleinkindern, 20mal/min bei Schulkindern; PEEP 5 cm H_2O; Atemzugvolumen: altersentsprechend normal)
- Analgetikum (z. B. Morphin 0,05 bis 0,1 mg/kg KG)
- Lockerer steriler Verband

2. Umschriebene Verletzung

- Intubation
- Beatmung
- Analgetikum
- Entlastungspunktion bzw. Legen einer Pleuradrainage

Spannungspneumothorax (besonderes Risiko bei beatmeten Patienten)

- Legen einer Pleuradrainage (Früh- und Termingeborene 4 French, z. B. Pneumocath, Intra bis 5 French, z. B. Fuhrman Drainage Set, Cook; Kinder 6,5 French, z. B. Neo-Pneumocath, Intra bis 8,5 French, z. B. Fuhrman Drainage Set, Cook) zwischen vorderer und mittlerer Axillarlinie in Höhe der Mamille

- Zumindest Durchführung einer Pleurapunktion (2. bis 3. Interkostalraum in der Medioklavikularlinie); Venenverweilkanüle (z. B. Abbocath-T): 22 G bei Säuglingen; 16 bis 18 G bei Kindern; bei älteren Kindern z. B. Cook Emergency Pneumothorax Set
- Lagerung mit erhöhtem Oberkörper
- Intubation
- Beatmung
- Sauerstoff
- Analgetikum

Hämatothorax (meist in Begleitung eines Pneumothorax)

- Sauerstoff
- Mäßige Oberkörperhochlagerung auf der verletzten Seite
- Anheben der Beine (bei Schockzeichen)
- Volumensubstitution über großlumige venöse Zugänge
- Analgetikum (z. B. Ketamin 0,5 bis 1,0 mg/kg KG i.v.)
- Sedativum (z. B. Diazepam 0,2 mg/kg KG i.v.)

Herzbeuteltamponade

- Meist ist eine sofortige Thorakotomie erforderlich
- Perikardpunktion (auch zur Diagnostik!) mit Venenverweilkanüle (22 G bei Säuglingen, 16 bis 18 G bei Kindern)

- Punktionsstelle: links xyphoidal
- Punktionsrichtung: in Richtung auf die linke Schulter bei einem Winkel von 30°
- Verweilkanüle liegen lassen

Instabiler Thorax

- Oberkörperhochlagerung auf der verletzten Seite oder Druck mit der Hand auf das instabile Segment zur Ruhigstellung der Fraktur
- Sauerstoff
- Intubation
- Beatmung
- Analgetikum
- Sedativum

Tracheobronchialer Einriß

- Intubation
- Beatmung mit niedrigen Drücken (kardiorespiratorische Situation darf sich dabei nicht verschlechtern)
- Sauerstoff
- Ggf. Legen einer Pleuradrainage
- Analgetikum
- Sedativum

32. Rückenmarksverletzung

Rückenmarksverletzungen sind im Kindesalter meist die Folgen von Verkehrsunfällen oder Stürzen. Obwohl im Kindesalter das Verhältnis von Rückenmarksverletzung zu Schädel-Hirn-Trauma nur etwa 1:100 beträgt, muß doch grundsätzlich bei jedem Kind, das ein schweres Trauma, insbesondere ein Schädel-Hirn-Trauma erlitten hat, an die Möglichkeit einer Halswirbelsäulenverletzung gedacht werden. Immer noch versterben etwa 60 % der Kinder, die eine Wirbelsäulenverletzung erlitten haben.
Wie beim Schädel-Hirn-Trauma entstehen auch bei der Rükkenmarksverletzung primäre (akute Unterbrechung des Rükkenmarks) und – nach Stunden oder Tagen – sekundäre Schädigungen (Folgen der verminderten Durchblutung). Signifikante anatomische und biomechanische Unterschiede zwischen der erwachsenen und kindlichen Wirbelsäule bedingen im Kindesalter charakteristische Verletzungsmuster an der Wirbelsäule.

Symptome Bei Säuglingen und Kindern bis 8 Jahre ist meist die Halswirbelsäule oberhalb von C3, bei Kindern jenseits des 8. bis 12. Lebensjahres vorrangig die untere Halswirbelsäule oder der thorakolumbale Übergang betroffen.

- Spontanschmerz im Halsbereich
- Druckschmerz in der Nackenregion

- Parästhesien (Brennen in den Fingerspitzen und Handflächen, Taubheitsgefühl)
- Ausfall der Schmerzempfindung
- Schwäche/Paralyse (z. B. Quadriplegie)
- Fehlende Eigenreflexe und geringer Muskeltonus unterhalb der Läsion nach kompletter Läsion; hyperaktive Eigenreflexe und positives Babinski-Zeichen nach inkompletter Läsion im Bereich der Extremitäten
- Priapismus
- Evtl. verzögerter Beginn der neurologischen Symptome (30 min bis 4 Tage)
- Zwangshaltung (z. B. Schiefhals)
- Abknicken der Wirbelsäule
- Schock/Bradykardie („Spinaler Schock") bei kompletter Läsion oberhalb von T6
- Fehlende Zwerchfellatmung bei Läsion kranial von C5
- Atemstillstand

Ärztliches Vorgehen

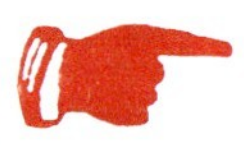

Im Zweifelsfall, insbesondere bei bewußtlosen Kindern, nach einem Schädel-Hirn-Trauma, beim Vorliegen neurologischer Ausfälle, bei Angabe von Schmerzen im Nacken bzw. im Bereich der Wirbelsäule, immer so handeln, als wenn eine Halswirbelsäulenverletzung vorliegen würde!

Oberstes Gebot: Immobilisierung der Wirbelsäule.

- Kontinuierliche manuelle Fixation der Halswirbelsäule und des Kopfes in einer neutralen Position
- Vermeiden von Torsionen im Bereich der Halswirbelsäule
- Bei Helmträgern Helm nicht entfernen, solange eine ausreichende Atemfunktion vorhanden ist
- Überprüfung der Vitalfunktionen Atmung, Kreislauf, Bewußtseinszustand
- Kurze neurologische Untersuchung (z. B. Beweglichkeit und Sensibilität im Bereich der Extremitäten) (s. Tab. 7)
- Ggf. längere Beatmung mit Beutel und Maske
- Falls erforderlich, schonendste orotracheale Intubation bei Ateminsuffizienz unter konstantem Zug am Kopf
- Schockbekämpfung (s. Kap. 33, Polytrauma)
- Ggf. Reanimation
- In Betrachtziehen von schwer zu diagnostizierenden thorako-abdominalen Verletzungen bei Kindern mit motorischen und sensiblen Ausfällen
- Gleichzeitiges Anheben des Kindes durch mehrere Helfer („Gabelstaplerprinzip") und eines weiteren Helfers, der den Kopf unter leichtem Zug in neutraler Position

hält (kein Zug bei Verletzungen im Bereich von C1 – C3)

- Flache Rückenlagerung auf fester Unterlage und stabile Fixation des Kopfes (z. B. mit Stirnpflaster, Sandsäcken, Halskrause, Händen) während des möglichst erschütterungsfreien Transportes in das nächstgelegene Krankenhaus
- Innerhalb der ersten 8 Stunden (nur bei Kindern über 13 Jahre überprüft): Methylprednisolon 30 mg/kg KG intravenös als Bolus über 15 min, 45 min später gefolgt von einer Infusion mit 5,4 mg/kg KG/h über 23 Stunden

Tab. 7: Segmentinnervation von einzelnen Muskeln.

Spinales Segment	Muskel	Funktion
C3 – C5	Zwerchfell	Atmung
C5 – C6	Biceps brachii	Flexion im Ellenbogengelenk
C7 – C8	Triceps brachii	Extension im Ellenbogengelenk
C8 – Th1	Tiefe Fingerbeuger	Faustschluß
L2 – L4	Quadriceps femoris	Extension im Kniegelenk
L4 – L5	Tibialis anterior	Dorsalflexion im Sprunggelenk

33. Polytrauma

Unter Polytrauma versteht man eine gleichzeitig entstandene Verletzung mehrerer Körperregionen oder Organsysteme, wobei wenigstens eine Verletzung oder die Kombination mehrerer Verletzungen lebensbedrohlich ist. In etwa 75 % der Fälle haben polytraumatisierte Kinder ein schweres Schädel-Hirn-Trauma, in etwa 15 % ein Abdominaltrauma, in etwa 25 % ein Thoraxtrauma und in etwa 90 % Extremitätenverletzungen.

Führende Symptome

- Bewußtlosigkeit bis zum Koma
- Ateminsuffizienz bis zum Atemstillstand
- Kreislaufinstabilität bis zum hämorrhagisch-traumatischen Schock

Schweregrade des hämorrhagischen Schocks

Normalwert für das Blutvolumen (BV): 75 bis 85 ml/kg KG

Blutverlust	**Grad I 10 bis 15 % des BV**	**Grad II 16 bis 25 % des BV**
Haut	rosig; warm	marmoriert; kalt
Bewußtsein	ängstlich	verwirrt
Atemfrequenz	altersentsprechend	35–40 Atemzüge/min
Herzfrequenz	10–20 % über Altersnorm	> 150 Schläge/min
Puls	peripher gut zu tasten	peripher schlecht zu tasten
Kapillare Füllung	normal (< 2 Sek.)	verzögert
Blutdruck	altersentsprechend	altersentsprechend

Blutverlust	Grad III 26 bis 39 % des BV	Grad IV ≥ 40 % des BV
Haut	marmoriert, blaß; kalt	blaß, zyanotisch; kalt
Bewußtsein	apathisch	komatös
Atemfrequenz	35–40 Züge/min	> 40 Züge/min; evtl. Apnoe
Herzfrequenz	> 150 Schläge/min	>> 150 Schläge/min
Puls	peripher fadenförmig	zentral fadenförmig
Kapillare Füllung	verlängert	verlängert
Blutdruck	erniedrigt	stark erniedrigt

Ärztliches Vorgehen

Rasche orientierende Untersuchung

- Bewußtsein / Atmung / Herzkreislauffunktion
- Thorax / Abdomen

Atemwege / Atmung

Kurze Beatmung mit Beutel-Ventil-Maske

Orotracheale Intubation

- Tubusgröße entspricht der Weite des Nasenlochs
- Beim Intubieren (aber auch bei allen sonstigen Manipulationen am Kind) an eine beim Vorliegen eines Polytrauma immer mögliche Halswirbelsäulenverletzung denken:
  Zug an der Halswirbelsäule und deren Bewegung durch Fixation von Kopf und Halswirbelsäule in einer neutralen Position ver-

meiden; Offenhalten der Atemwege durch Vorschieben des Unterkiefers; Reklination des Kopfes um nicht mehr als 10 bis 15°; Fixation des Kopfes und der Halswirbelsäule durch Zweithelfer

- Tief bewußtlose Kinder werden ohne die Vorgabe von Medikamenten intubiert

Intubationsmedikamente

- Atropin: 0,01 mg/kg KG i.v.
- Ketamin (Ketanest®): 1,0 bis 2,0 mg/kg KG i.v.
- Diazepam 0,1 mg/kg KG i.v.
- Succinylcholin (Pantolax®): 1,0 bis 2,0 mg/kg KG i.v.

Beatmung

- FiO_2: 1,0
- Beatmungsfrequenz 20/min bei Schulkindern, 24/min bei Kleinkindern
- PEEP: 5 cm H_2O
- Atemzeitvolumen: 1- bis 1,5faches (letzteres bei begleitendem Schädel-Hirn-Trauma) des Normalen (entspricht etwa dem gut sichtbaren Heben des Thorax)

Legen einer oralen Magensonde

Kreislauf

Unterbinden äußerer Blutungen
(z. B. dünner Druckverband)

Verweilkanülen
Legen mehrerer großkalibriger venöser Ver-

weilkanülen (mindestens je eine in der oberen und unteren Körperhälfte); ggf. intraossärer Zugang bei Kindern unter 6 Jahren

Schockbekämpfung

Stabilisierung des Kreislaufs bei schlechter systemischer Perfusion, aber noch normalem Blutdruck („kompensierter" Schock) (Schock-Grad I bis II; akuter Blutverlust von weniger als 25 % des Blutvolumens):
Initial:
20 ml/kg KG Ringer-Laktat bzw. physiologische Kochsalzlösung als Bolus
Bei Persistieren der Symptomatik:
Wiederholung dieses Flüssigkeitsbolus (ggf. auch 10 ml/kg KG HAES® 6 %)
Ziel: Gut zu tastende periphere Pulse; Blutdruck in altersentsprechendem Normbereich
Stabilisierung des Kreislaufs bei Schocksymptomatik (Schock-Grad III – IV; akuter Blutverlust von mehr als 25 % des BV), also

- bei nicht oder kaum tastbaren Pulsen in der A. femoralis oder der A. radialis
- bei Blutdruckwerten unterhalb der Altersnorm (Faustregel: Erstes Lebensjahr 80 mm Hg; ab dem zweiten Lebensjahr 80 mm Hg plus 2 mm Hg mal Lebensalter in Jahren)
- bei ausgeprägter Blässe

Initial (in Abhängigkeit vom „Schock-Grad"): 20 bis 30 ml/kg KG Ringer-Laktat bzw. physiologische Kochsalzlösung als rascher Bolus

Bei Persistieren der Schocksymptomatik: Wiederholung des Flüssigkeitsbolus (ggf. auch 10 bis 20 ml/kg KG HAES® 6 %)
Ziel: Gut zu tastende periphere Pulse; Blutdruckanstieg in den altersentsprechenden Normbereich

Danach: Erhaltungsinfusion

Anlegen von EKG-Elektroden

Feststellen, Berücksichtigen und ggf. Versorgen weiterer Traumafolgen insbesondere im Bereich des Thorax (Spannungspneumothorax!)

Kopf
Schädel-Hirn-Trauma (Beurteilung der Bewußtseinslage mit Hilfe des Glasgow-Coma-Score, s. Tab. 6, S. 125)

Wirbelsäule (s. Kap. 32, Rückenmarksverletzung)
Frakturen, insbesondere der Halswirbelsäule (Querschnittssymptomatik)

Thorax (s. Kap. 31, Thoraxtrauma)
- Pneumo- oder Hämatothorax
- Rippenfrakturen
- Zwerchfellruptur
- Herzkontusion
- Aortenruptur (evtl. Pleuradrainage)

Abdomen (s. Kap. 5, Stumpfes Bauchtrauma)
Intra- und retroperitoneale Blutungen als Folge von Organrupturen

Extremitäten/Becken
Frakturen (evtl. Verband; Ruhigstellung)

Weitere Maßnahmen

Vermeiden von Unterkühlung

Analgesie
- Ketamin (Ketanest®): 0,5 bis 1,0 mg/kg KG i.v.

Oder:
- Fentanyl: 0,003 bis 0,007 mg/kg KG i.v.

Oder:
- Morphin: 0,05 bis 0,1 mg/kg KG i.v.

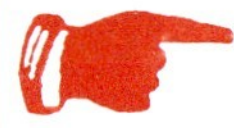

Transport in das nächstgelegene, vorinformierte Schwerpunktkrankenhaus, wo eine komplette Akutbehandlung von Traumapatienten durchgeführt werden kann.

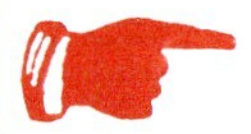

Lückenloses Weiterführen der notwendigen Überwachungs- und Therapiemaßnahmen (Ventilation, Kreislauf!) während des Transports.

Teil II

Reanimation, Vitalparameter, Richtgrößen und Notfall-Arztkoffer

34. Reanimation

Ärztliches Vorgehen

Prüfen des Bewußtseinszustandes

- Reaktion auf Rütteln, Kneifen
- Reaktion auf laute Ansprache

Feststellen des Atemstillstands

- Beobachten von Thorax- und/oder Abdomenexkursionen
- Hören und Fühlen von oronasalem Atemgasstrom

Feststellen des Herzstillstands

- Tasten des Pulses in einer großen zentralen Arterie
  Säuglinge: A. brachialis (Abb. 5)
  Kleinkinder/Kinder: A. carotis communis (Abb. 6)
- Auskultation der Herztöne

Lagerung

- Rückenlage auf fester, flacher Oberfläche
- Nach Trauma Umlagerung nur achsengerecht mit fester Unterstützung von Kopf und Hals

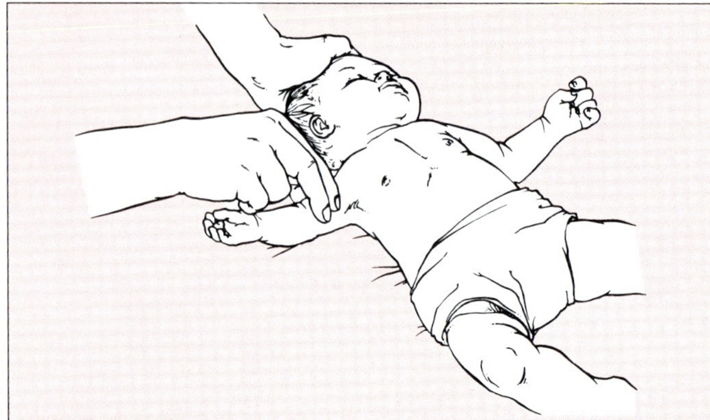

Abb. 5: Lokalisation und Palpation der A. brachialis [aus 15].

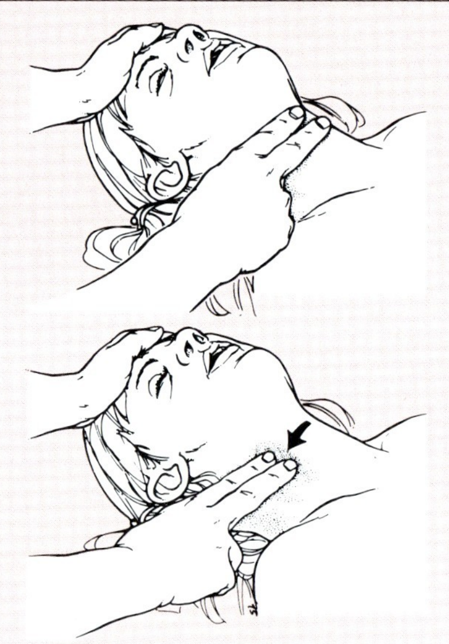

Abb. 6: Lokalisation und Palpation der A. carotis [aus 15].

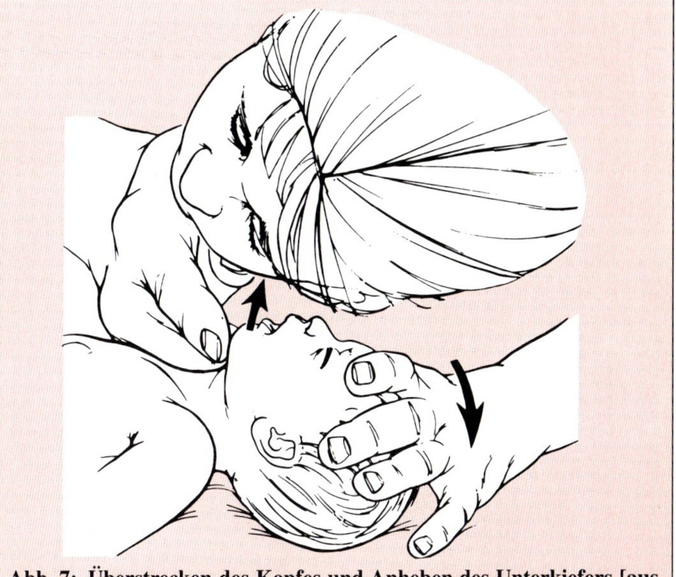

Abb. 7: Überstrecken des Kopfes und Anheben des Unterkiefers [aus 15].

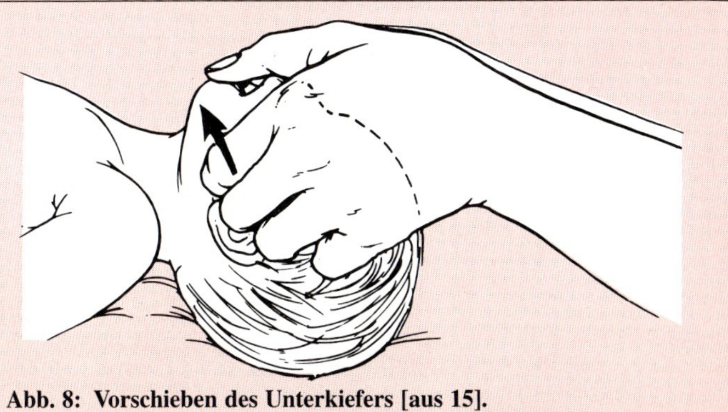

Abb. 8: Vorschieben des Unterkiefers [aus 15].

Primäre Reanimationsmaßnahmen („ABC“)

Atemwege freimachen

- Anheben des Kinns und leichtes Überstrekken des Kopfes (bei Säuglingen weniger als bei älteren Kindern) (Abb. 7)
- Bei Verdacht auf eine Fraktur im Bereich der Halswirbelsäule nur beidseitiges Anheben des Unterkiefers (Abb. 8)
- Ggf. Entfernen von sichtbaren Fremdkörpern oder Erbrochenem

Beatmung ohne Hilfsmittel

- Neugeborene/Säuglinge: Mund zu Mund und Nase (s. Abb. 9) bzw. Mund zu Nase
- Kleinkinder/Kinder: Mund zu Mund (Nase verschlossen) (s. Abb. 10)

Beatmung mit Hilfsmitteln

Mit und ohne Sauerstoff

- Mund zu Hilfsgerät (Naso- oder Oropharyngealtubus oder Maske)
- Beatmungsbeutel zu Hilfsgerät
- Beatmungsbeutel mit Ventil zu Maske
- Beatmungsbeutel mit Ventil zu Tubus

Wieviel?

- Bei Neugeborenen genügt die Luftmenge in der gefüllten Mundhöhle des Erwachsenen
- Ausreichendes Heben des Thorax ist erforderlich

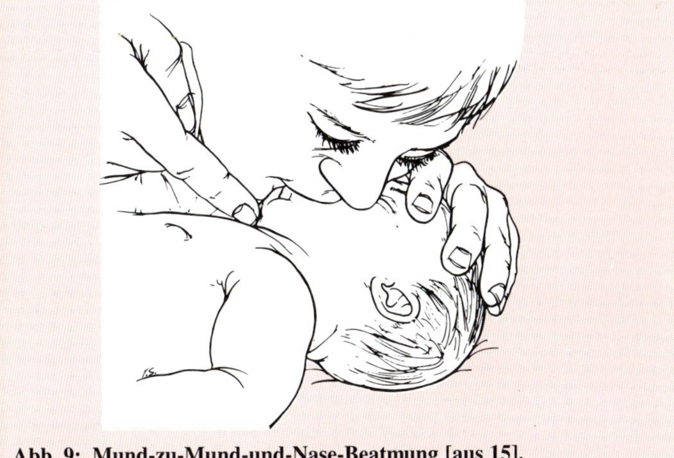

Abb. 9: Mund-zu-Mund-und-Nase-Beatmung [aus 15].

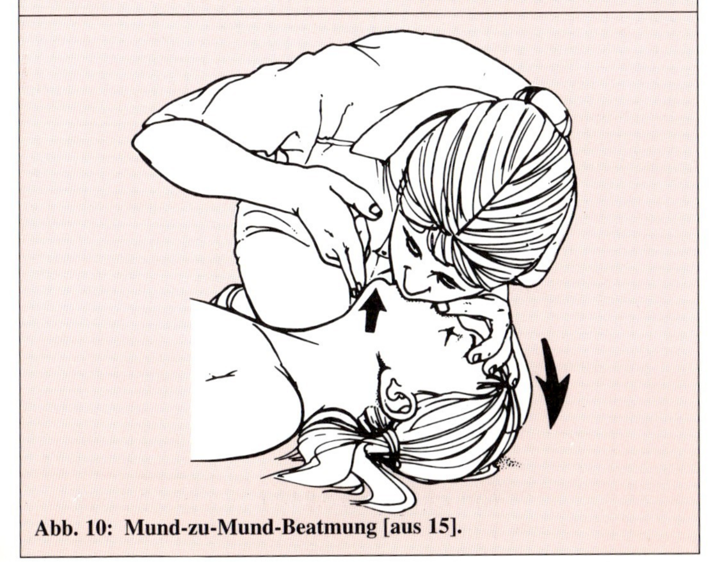

Abb. 10: Mund-zu-Mund-Beatmung [aus 15].

Wie oft?

- Initial zwei **langsame** Beatmungen (Dauer 1 bis 1,5 Sek./Atmung)
  Dann (Beatmungshübe langsam!)
- Neugeborene 40- bis 60mal/min
- Säuglinge und Kinder unter 8 Jahren 20mal/min
- Kinder über 8 Jahre 10- bis 12mal/min

Zirkulation durch externe Herzdruckmassage aufrechterhalten

Indikationen

- Herzstillstand
- Herzfrequenz unter 60/min **und** Zeichen schlechter peripherer Zirkulation (Säuglinge/Kleinkinder/Kinder)
- Herzfrequenz unter 60/min oder zwischen 60/min und 80/min **und** nicht zunehmend unter Beatmung (Neugeborene)

Wo?

- Neugeborene: mittleres Sternumdrittel (Abb. 11)
- Säuglinge und Kinder: unteres Sternumdrittel (Abb. 12)

Wie tief?

Etwa um ein Drittel des Thoraxdurchmessers, d. h.

- Neugeborene 1,0 bis 2,0 cm
- Säuglinge 1,5 bis 2,5 cm
- Kinder unter 8 Jahren 2,5 bis 4,0 cm
- Kinder über 8 Jahren 4,0 bis 5,0 cm

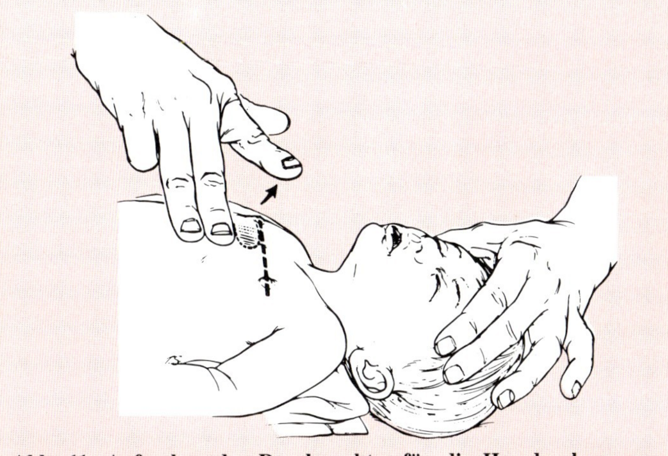

Abb. 11: Aufsuchen des Druckpunktes für die Herzdruckmassage beim Säugling [aus 15].

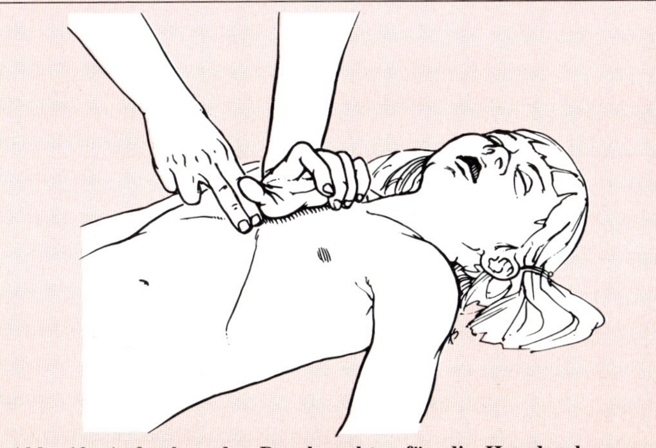

Abb. 12: Aufsuchen des Druckpunktes für die Herzdruckmassage beim Kind [aus 15].

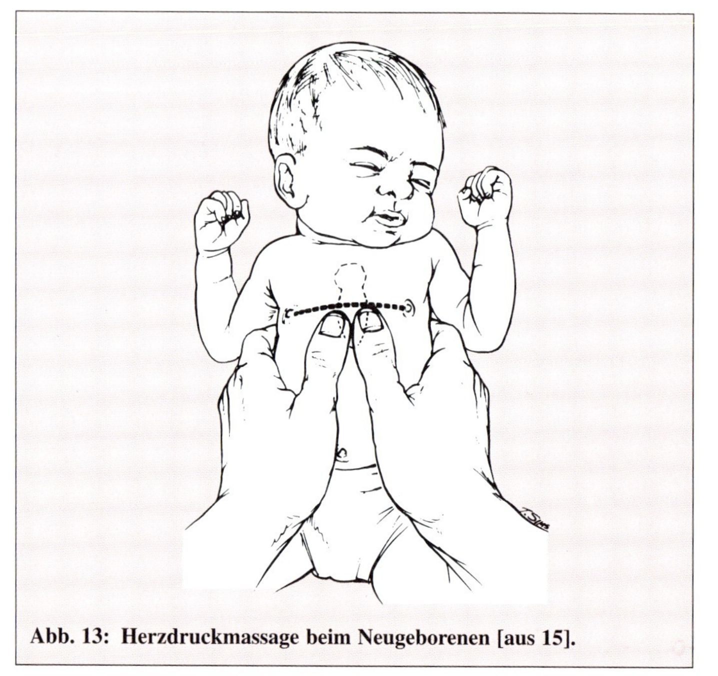

Abb. 13: Herzdruckmassage beim Neugeborenen [aus 15].

Wie oft?

- Neugeborene 120mal/min
- Säuglinge 100mal/min
- Kinder unter 8 Jahren 80- bis 100mal/min
- Kinder über 8 Jahren 80mal/min

Wie lange?

- Dauer der Kompression: 30 bis 50 % eines Kompressions-Relaxations-Zyklus

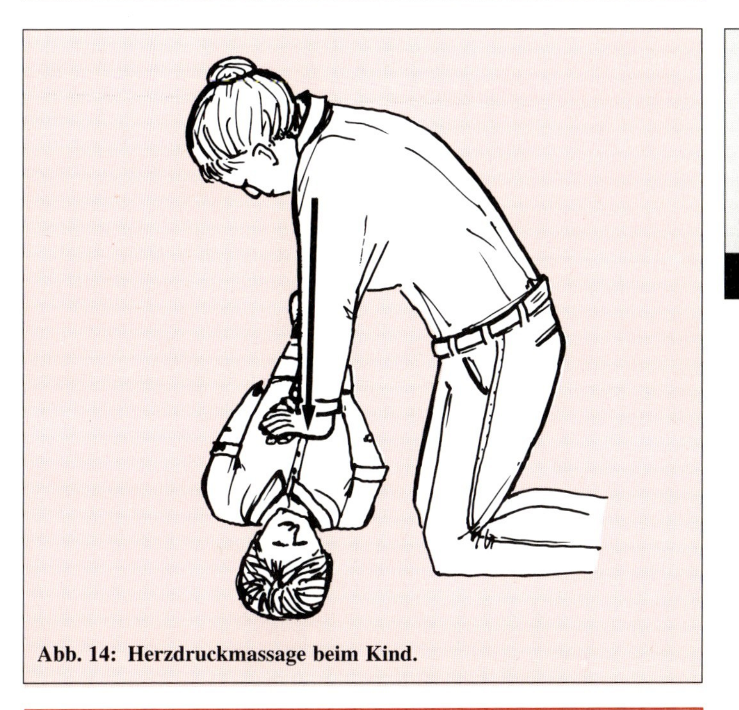

Abb. 14: Herzdruckmassage beim Kind.

Womit?

- Neugeborene/Säuglinge: mit 2 bis 3 Fingern oder mit einem oder beiden Daumen mit Umgreifen des Thorax (Abb. 13)
- Kinder unter 8 Jahren: mit dem Handballen einer Hand (Abb. 12)
- Kinder über 8 Jahre: mit dem Handballen einer Hand, auf die die zweite Hand gelegt wird (Abb. 14)

Kombinierte kardiopulmonale Reanimation: Beatmung und externe Herzdruckmassage

- Kompressionsfrequenz 80 bis 100/min
- Dauer der Ventilation 1 bis 1,5 (bis 2) Sek. nach jeweils 5 Kompressionen
- Neugeborene:
  - Tracheal intubiert: Gleichzeitig Herzmassage mit Frequenz von 120/min und Beatmung mit Frequenz von 40 bis 60/min
  - Beutel-Masken-Beatmung: Dauer der Beatmung 1 bis 1,5 Sek. nach jeweils 3 Kompressionen

Verhältnis von Herzdruckmassage zu Beatmung

■ Ein Helfer:	Neugeborene	3:1
	Säuglinge	5:1
	Kinder < 8 J.	5:1
	Kinder > 8 J.	15:2
■ Zwei Helfer:	Neugeborene	3:1
	Säuglinge	5:1
	Kinder < 8 J.	5:1
	Kinder > 8 J.	5:1

Erweiterte Reanimationsmaßnahmen (Maßnahmen zur Wiederherstellung einer spontanen Zirkulation)

Medikamente

(Im Kindesalter liegt dem Herzstillstand fast ausnahmslos eine Asystolie oder eine Bradyarrhythmie zugrunde; s. a. Tab. 8.)

Zugangswege

- Periphervenös, z. B. Cubitalvene, Femoralvene
- Intraossär [mit geeigneter Punktionsnadel oder mit intraossärer Punktionsnadel (z. B. SUR-FAST® Cook®)] bei Kindern unter 6 Jahren (Tibiakopf; s. Abb. 15) und wenn Venenpunktionsversuche länger als 90 Sek. dauern
- Endotracheal (falls intravenös oder intraossär nicht möglich)

Medikation

- Sauerstoff:
  Indikation: bei jeder Reanimation
  Dosierung: initial soviel wie möglich
- Adrenalin:
  Indikation: Asystolie; symptomatische Bradykardie, die nicht auf Beatmung mit Sauerstoff reagiert; Hypotension ohne Volumenmangel
  Dosierung:
  Neugeborene (Bradykardie und Asystolie): 0,01 bis 0,03 mg/kg KG (= 0,1 bis 0,3 ml/

kg KG einer 1:10 000-Lösung) intravenös (immer mit mehr als 5 ml physiologischer Kochsalzlösung nachspülen) oder endotracheal

Säuglinge und Kinder:
- Bradykardie
  0,01 mg/kg KG (= 0,1 ml/kg KG einer 1:10 000-Lösung) intravenös oder intraossär oder 0,1 mg/kg KG (= 0,1 ml/kg KG einer 1:1000-Lösung) in 3 bis 5 ml physiologischer Kochsalzlösung endotracheal
- Asystolie
  0,01 mg/kg KG (= 0,1 ml/kg KG einer 1:10 000-Lösung) intravenös oder intraossär oder 0,1 mg/kg KG (= 0,1 ml/kg KG einer 1:1000-Lösung) in 3 bis 5 ml physiologischer Kochsalzlösung endotracheal.
  Bei Erfolglosigkeit nach 3 bis 5 Minuten: 0,1 (bis 0,2) mg/kg KG [= 0,1 (bis 0,2) ml/kg KG einer 1:1000-Lösung] intravenös oder intraossär

Nach Wiederherstellen eines spontanen Kreislaufs:
Adrenalindauerinfusion: 0,1 bis 1,0 µg/kg KG/min (Dosierung richtet sich nach dem klinischen Erfolg)

■ Natriumbikarbonat:
Indikation: Nachgewiesene schwere metabolische Azidose bei langdauerndem Herzstillstand

Dosierung: 1 mEq/kg KG (= 1 ml/kg KG einer 8,4%igen Lösung) langsam intravenös oder intraossär
Bei Neugeborenen: Natriumbicarbonat 1:1 mit Aqua destillata verdünnen
Evtl. nach 10 Minuten in einer Dosis von 0,5 mEq/kg KG wiederholen

- Atropin:
  Indikation: Bradykardie (und Asystolie)
  Dosierung: 0,02 mg/kg KG (niedrigste Einzeldosis: 0,1 mg; höchste Einzeldosis: 0,5 mg < 8 Jahre bzw. 1,0 mg > 8 Jahre) intravenös oder intraossär (ggf. auch endotracheal)
  Ggf. Wiederholung nach 5 Minuten (maximale Gesamtmenge: 1,0 mg < 8 Jahre bzw. 2,0 mg > 8 Jahre)

Tab. 8: Vorgehen beim Vorliegen einer Asystolie bzw. einer elektromechanischen Dissoziation (elektrische Aktivität ohne tastbaren Puls).

Asystolie

- Fortsetzen der primären Reanimationsmaßnahmen
- Intubation
- Hyperventilation mit 100 % Sauerstoff

Legen eines intravenösen (i.v.) oder eines intraossären (i.o.) Zugangs

Gabe einer 1. Adrenalindosis:
- i.v./i.o.: 0,01 mg/kg KG (1:10 000 / 0,1 ml/kg KG)
- endotracheal (ET): 0,1 mg/kg KG (1:1000 / 0,1 ml/kg KG)

Fortsetzen der kardiopulmonalen Reanimation über 3 Minuten

Gabe einer 2. und weiterer Adrenalindosen:
- i.v./i.o./ET: 0,1 mg/kg KG (1:1000 / 0,1 ml/kg KG)

(i.v./i.o. Dosis bis 0,2 mg/kg KG einer 1:1000 Lösung)

Tab. 8: (Fortsetzung)

Elektromechanische Dissoziation (elektrische Aktivität ohne tastbaren Puls)

Feststellen und Behandlung entsprechender Ursachen:
- schwere Hypovolämie (z. B. 20 ml/kg KG Ringer-Laktat)
- schwere Hypoxämie
- schwere Azidose
- Spannungspneumothorax
- Herzbeuteltamponade
- tiefe Hypothermie

Defibrillation

Die elektrische Defibrillation ist die erste weiterführende und auch definitive Behandlungsmaßnahme beim Vorliegen von Kammerflimmern oder einer pulslosen ventrikulären Tachykardie.

Kammerflimmern und die pulslose ventrikuläre Tachykardie sind aber außerhalb einer Klinik extrem seltene Ursachen eines Herzstillstands im Kindesalter!

Deshalb darf eine elektrische Defibrillation im Kindesalter nur durchgeführt werden, wenn im EKG Kammerflimmern nachgewiesen ist. In diesen sehr seltenen Fällen ist dann aber die frühe Defibrillation die entscheidende therapeutische Maßnahme (Tab. 9).

- Bei Kindern bis etwa 10 Jahre werden Kinderelektroden (Durchmesser: 8 cm) verwendet
- Position der Elektroden: eine unterhalb der rechten Klavikula, eine links von der linken Mamille in der vorderen Axillarlinie
  oder:
  eine auf der linken Thoraxvorderwand, eine auf dem Rücken links von der Wirbelsäule
- Die Energie zur Defibrillation beträgt 2 J/kg KG;
  Bei Wiederholungen wird diese Energie auf 4 J/kg KG erhöht

Tab. 9: Vorgehen beim Vorliegen von Kammerflimmern.

Fortsetzen der primären Reanimationsmaßnahmen

Präkordialer Schlag

1. Defibrillation 2 J/kg KG

Ggf. 2. Defibrillation 4 J/kg KG

Ggf. 3. Defibrillation 4 J/kg KG

- Intubation
- Ventilation mit 100 % Sauerstoff
- Legen eines intravenösen (i.v.) oder eines intraossären (i.o.) Zugangs

Gabe einer 1. Adrenalindosis:
- i.v./i.o.: 0,01 mg/kg KG (1:10 000 / 0,1 ml/kg KG)
- endotracheal (ET): 0,1 mg/kg KG (1:1000 / 0,1 ml/kg KG)

Fortsetzen der kardiopulmonalen Reanimation (CPR) über 1 Minute

Defibrillation 4 J/kg KG

Xylocain 1 mg/kg KG i.v. oder i.o.

Fortsetzen der CPR über 1 Minute

Defibrillation 4 J/kg KG

Fortsetzen der CPR über 1 Minute

Gabe einer zweiten und weiterer Adrenalindosen:

- i.v./i.o./ET: 0,1 mg/kg KG (1:1000, 0,1 ml/kg KG) (ggf. i.v./i.o. Dosen bis 0,2 mg/kg KG einer 1:1000 Lösung) (Wiederholung alle 3 bis 5 Minuten);
- nach jeder Adrenalingabe Defibrillation mit 4 J/kg KG

Xylocain 1 mg/kg KG i.v. oder i.o.

Defibrillation 4 J/kg KG 30 bis 60 Sekunden nach jeder Medikamentengabe

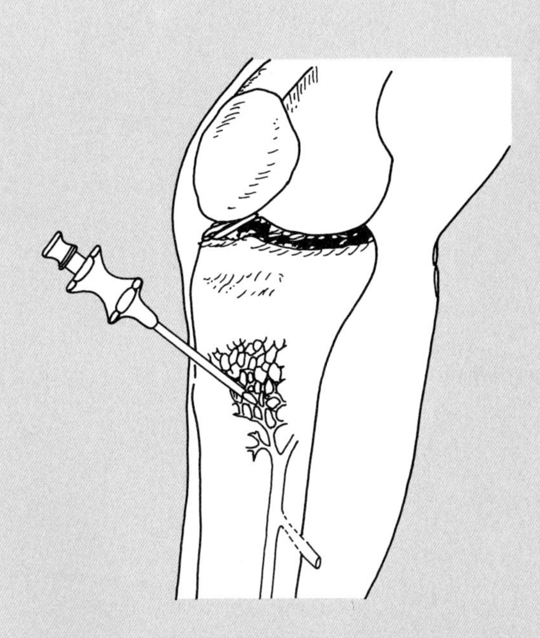

Abb. 15: Punktion der proximalen Tibia 1 bis 2 cm distal vom Mittelpunkt einer horizontalen Linie zwischen Tuberositas tibiae und medialer Kante der Tibia. Lage der Spitze der Punktionsnadel in einem spongiösen Netzwerk aus venösen Sinusoiden.

35. Vitalparameter im Kindesalter

Alter	Herzfrequenz/min (Bereich)	Herzfrequenz/min (Mittel)	Systolischer Blutdruck [mmHg]	Atemfrequenz/ min
Neugeborene	94–145	125–135	60 ± 10	40
1 Monat	115–190	120–130	80 ± 10	24–30
6 Monate	110–180	120–130	89 ± 29	24–30
1 bis 2 J.	100–160	110–120	96 ± 30	20–24
2 bis 3 J.	90–150	100–110	99 ± 25	16–22
4 bis 5 J.	65–135	95–105	99 ± 20	14–20
6 bis 8 J.	70–115	90–100	105 ± 13	12–20
10 bis 12 J.	55–110	85– 95	112 ± 19	12–20
14 J.	55–105	75– 85	120 ± 20	10–14

Ungefähres Körpergewicht: 2mal Lebensalter in Jahren plus 8	
Neugeborene	4 kg
6 Monate	7 kg
1 Jahr	10 kg
2 bis 3 Jahre	12 – 14 kg
4 bis 5 Jahre	16 – 18 kg
6 bis 8 Jahre	20 – 26 kg
8 bis 10 Jahre	26 – 32 kg
10 bis 14 Jahre	32 – 50 kg
14 Jahre	> 50 kg

36. Richtgrößen für endotracheale Tuben und Laryngoskop-Spatel

Richtgrößen für endotracheale Tuben

Alter	Innendurchmesser des Tubus [mm]	Außendurchmesser des Tubus (French)
Neugeborene unter 2000 g	2,5	12
2000–3000 g	3,0	14
über 3000 g	3,5	16
6 Monate	4,0	18
18 Monate	4,5	20
3 Jahre	5,0	22
6 Jahre	6,0	26
8 Jahre	6,5 mit Cuff	28
12 Jahre	7,0 mit Cuff	30
16 Jahre	7,5 mit Cuff	32

Richtgrößen für Laryngoskop-Spatel

Alter	Gerader Spatel Länge [mm]	Gerader Spatel Typ	Gebogener Spatel Länge [mm]	Gebogener Spatel Typ
Frühgeborene	60	Saling micro		
Frühgeborene	70	Saling schmal		
Frühgeborene	75	Miller praem. 0		
Neugeborene	100	Miller inf. 1		
2 bis 6 Monate	100	Miller inf. 1		
6 Monate bis 2 Jahre	100	Miller inf. 1	90	Macintosh 1
2 bis 4 Jahre			108	Macintosh 2
4 bis 5 Jahre			108	Macintosh 2
5 bis 7 Jahre			108	Macintosh 2
7 bis 8 Jahre			108	Macintosh 2
8 bis 12 Jahre			130	Macintosh 3
12 bis 14 Jahre			130	Macintosh 3

37. Notfall-Arztkoffer

Die Ausstattung eines Notfall-Arztkoffers für Neugeborene, Säuglinge und Kleinkinder nach DIN 13233-K „Typ Mainz“ (M. Brandt[1], H. Stopfkuchen[2], W. Dick[1], A. Queisser-Luft[2]) sowie für Kinder **(fettgedruckt)** ist im folgenden aufgeführt.

Absaugung und Beatmung
DIN-Handabsaugpumpe 2 Baby-Oro-Absauger Muco-Extractor je 2 Absaugkatheter Ch 5 und 6 je 1 Absaugkatheter Ch 8, 10, 12 und **16** 1 Sauerstoffflasche 0,8 l konst. Red. vent. 4 i/min mit 2 m (45 cm) Spiralschlauch 1 Baby-Handbeatmungsbeutel mit Sauerstoff-Reservoir 1 Kinder-Handbeatmungsbeutel mit Sauerstoff-Reservoir **1 Erwachsenen-Handbeatmungsbeutel mit Sauerstoff-Reservoir** je 1 Beatmungsmaske Gr. 00, 0, 1, 2 und **3** je 1 Guedel-Tubus Gr. 00, 0, 1 und 2 1 Thoraxkatheter, z. B. Pneumocath, Intra; Fuhrman Drainage Set, Cook 1 Thoraxkatheter, z. B. Neo-Pneumocath, Intra; Fuhrman Drainage Set, Cook

Intubation
1 Laryngoskopgriff (z. B. Welch-Allyn) 1 Laryngoskopgriff Saling je 1 Laryngoskopspatel Miller gerade Nr. 0 und 1 je 1 Laryngoskopspatel Macintosh gebogen Nr. 1, 2 und **3** je 1 Laryngoskopspatel Saling micro (913) und schmal (911) 1 Magill-Intubationszange Kleinkinder 10 cm Ersatzbirnchen und Ersatzbatterie für Laryngoskop je 2 Trachealtuben mit Konnektor und Markierung und ohne Cuff 2,0, 2,5, 3,0 und 3,5 je 1 Trachealtubus mit Konnektor und Markierung: ohne Cuff 4,0 bis 6,0 mm; mit Cuff **6,5** bis **7,5** mm je 1 Plastik-Einführungsmandrin 2,0, 2,6, 3,3 und **5,6** mm 1 Packung Gleitmittel (Xylocain-Gel) je 2 Magensonden 1,0 und 1,5 mm je 1 Magensonde 2,0 und 3,0 mm

Diagnostik
1 Blutdruckmeßgerät je 1 Criticon Disposa Cuff TM Manschette Gr. 1, 2, 3 und 4 1 Dura-Cuff Manschette Kinder klein, **Kinder Standard und Erwachsene klein** 1 Kinder-Flachstethoskop 1 Diagnostikleuchte

Infusionstherapie
6 Venenverweilkanülen 24 G 4 Venenverweilkanülen 22 und 20 G 2 Nabelvenenkatheter Gr. 4 1 Intraossäre Infusionsnadel (z. B. SUR-FAST® Cook®) 2 Perfusorspritzen 50 ml mit Perfusorleitungen 2 Infusionsgeräte nach DIN 58362 Teil I 4 Drei-Wege-Hähne 1 Haut-Desinfektionsmittel (Spray) 1 Staubinde, elastisch

Ge- und Verbrauchsmaterial
1 Sterilhülle für Instrumente 1 Pinzette anatomisch klein 1 Pinzette chirurgisch klein 1 Nabel-Einmal-Klemme 1 chirurgische Schere 2 Moskito-Klemmen, klein 1 Kleider-EH-Schere 2 Einmal-Skalpelle 1 Verbandpäckchen M 1 Verbandtuch DIN A 1 Wundschnellverband 1 Päckchen Pflasterstrips 1 Rolle Heftpflaster 1,25 und 2,50 cm 1 Fixierbinde 4 m x 6 cm 12 Kompressen 100 mm x 100 mm 1 Rettungsfolie 2200 x 1400 mm nach DIN

2 Silberwindeln
je 1 Paar Op.-Handschuhe Gr. 6,5, 7,0, 7,5 und 8,0 (möglichst Latex-frei)
1 Hände-Desinfektionsmittel 100 ml
3 Einmalspritzen 1 ml
5 Einmalspritzen 2 ml
2 Einmalspritzen 10 ml
1 Einmalspritze 20 ml
10 Einmalkanülen Gr. 1
1 Digital-Fieber-Thermometer
1 Haemo-Gluco-Teststreifen mit Lanzetten

Medikamente und Infusionslösungen

1. Infusionen
- 1 Ringer-Laktat 500 ml, Plastikflasche
- 1 HAES® 6 % 500 ml, Plastikflasche
- 1 Glucose 10 %-Lösung 250 ml, Plastikflasche
- 1 NaCl 0,9 % 100 ml

2. Medikamente
- je 2 Atropin 0,25 und **0,5** mg
- 1 Alupent® 0,5 mg
- 2 Ampuwa 10 ml
- 1 Berotec®-Dosieraerosol
- 3 Diazepam 10 mg
- 2 Midazolam 5 mg
- 2 ben-u-ron® Supp. 125, 250 und **500** mg
- je 2 Diazepam Desitin® rectal tube 5 mg und 10 mg
- 1 Dopamin 50 mg

- 1 Dobutrex® 250 mg
- 2 Euphyllin® 200 mg
- 3 Glucose 5 % 10 ml
- 3 Glucose 10 % 10 ml
- 1 Lasix® 20 mg
- 2 Luminal® 200 mg
- je 2 Ketanest® 50 und **100** mg
- 1 Trapanal® 500 mg
- 1 Narcanti® 0,4 mg
- 2 Natriumbicarbonat 8,4 % 20 ml
- 2 Rectodelt®-Supp 100 mg
- 4 Suprarenin® 1 mg
- je 1 Fortecortin® 4, 8, 40 und **100** mg
- 1 Xylocain® 2 %

[1] Klinik für Anästhesiologie
[2] Kinderklinik der Johannes-Gutenberg-Universität Mainz

Literatur

1. Ahnefeld, F. W., W. Dick, J. Kilian, H. P. Schuster (Hrsg.): Notfallmedizin. Springer, Berlin-Heidelberg 1986
2. Altemeyer, K.-H., M. Albrech, R. Reeb und Th. Schlechtriemen (Hrsg.): Notfälle im Kindesalter. Der Notarzt 12: 1–50, 1996
3. Arbeitsgruppe „Reanimation in der Pädiatrie" des European resuscitation council: Richtlinien für Reanimationsmaßnahmen in der Pädiatrie. Monatsschr Kinderheilk 144: 727, 1996
4. Chiles, B. W., P. R. Cooper: Acute Spinal Injury. NEJM 334: 514, 1996
5. Doose, H.: Epilepsien im Kindes- und Jugendalter, 10. Aufl. Desitin Arzneimittel GmbH 1995
6. Fleisher, G. R., S. Ludwig (eds.): Pediatric Emergency Medicine. Williams and Wilkins, Baltimore 1996
7. Goriup, U., K. M. Keller, B. Koletzko, M. Lentze und M. Stern: Therapie akuter Durchfallerkrankungen bei Kindern. Empfehlungen der Gesellschaft für Pädiatrische Gastroenterologie und Ernährung. Arzneimitteltherapie 11: 371, 1993
8. Grossman, M., R. A. Dieckmann: Pediatric Emergency Medicine. Lippincott, Philadelphia 1991
9. Gugler, E., J. Pfenninger (Hrsg.). Notfälle beim Kind. Therapeutische Umschau 51: 587, 1994
10. Levin, D., F. C. Morris: Essentials of Pediatric Intensive Care. Quality Medical Publ. Inc, St. Louis 1990
11. von Mühlendahl, K. E., U. Oberdisse, R. Bunjes und S. Ritter (Hrsg.): Vergiftungen im Kindesalter. Enke Verlag, Stuttgart 1995
12. Nemes, C., M. Niemer, G. Noack (Hrsg.): Datenbuch Anästhesiologie. G. Fischer, Stuttgart 1989
13. Reece, R. M. (ed.): Emergency medicine clinics of North America. Saunders, Philadelphia 1983
14. Rogers, M. C. (ed.): Textbook of pediatric intensive care. Williams and Wilkins, Baltimore 1992
15. Sefrin, P. (Hrsg.): Pädiatrische Notfälle im Rettungsdienst. Zuckschwerdt, München 1988
16. Standards and guidelines for cardiopulmonary resuscitation and emergency cardiac care. JAMA 255, 2905 (1986)

17. Standards and guidelines for cardiopulmonary resuscitation and emergency cardiac care. JAMA 268, 2251 (1992)
18. Teasdale, G., B. Jennett: Assessment of coma and impaired consciousness. Lancet 12, 81 (1974)

Stichwortregister

A

B

C

I, J

K

L

M

N

S

T

U

V

W

X, Z